Infusiones para vivir mejor

Infusiones para vivir mejor

Erika Busch

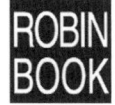

© 2017, Erika Busch

© 2017, Redbook Ediciones, s. l., Barcelona

Diseño de cubierta e interior: Regina Richling

ISBN: 978-84-9917-465-5

Depósito legal: B-11.316-2017

Impreso por Sagrafic, Plaza Urquinaona 14, 7°-3ª

08010 Barcelona

Impreso en España - *Printed in Spain*

«Cualquier forma de reproducción, distribución, comunicación pública o transformación de esta obra solo puede ser realizada con la autorización de sus titulares, salvo excepción prevista por la ley. Diríjase a CEDRO (Centro Español de Derechos Reprográficos, www.cedro.org) si necesita fotocopiar o escanear algún fragmento de esta obra.»

Índice

Introducción 9

Los principales principios activos de las plantas 15

Una hierba para cada enfermedad 29
   Trastornos de las vías respiratorias 32
   Dolencias de la vejiga y el riñón 51
   Resfriados e infecciones gripales 66
   Infecciones con fiebre 66
   Afecciones ginecológicas 80
   Enfermedades y trastornos de la piel 89
   Trastornos cardiocirculatorios 108
   Molestias en la zona de la cabeza 128
   Dolencias reumáticas 146
   Enfermedades metabólicas 163
   Problemas del tracto digestivo 170

BIBLIOGRAFÍA 204

Introducción

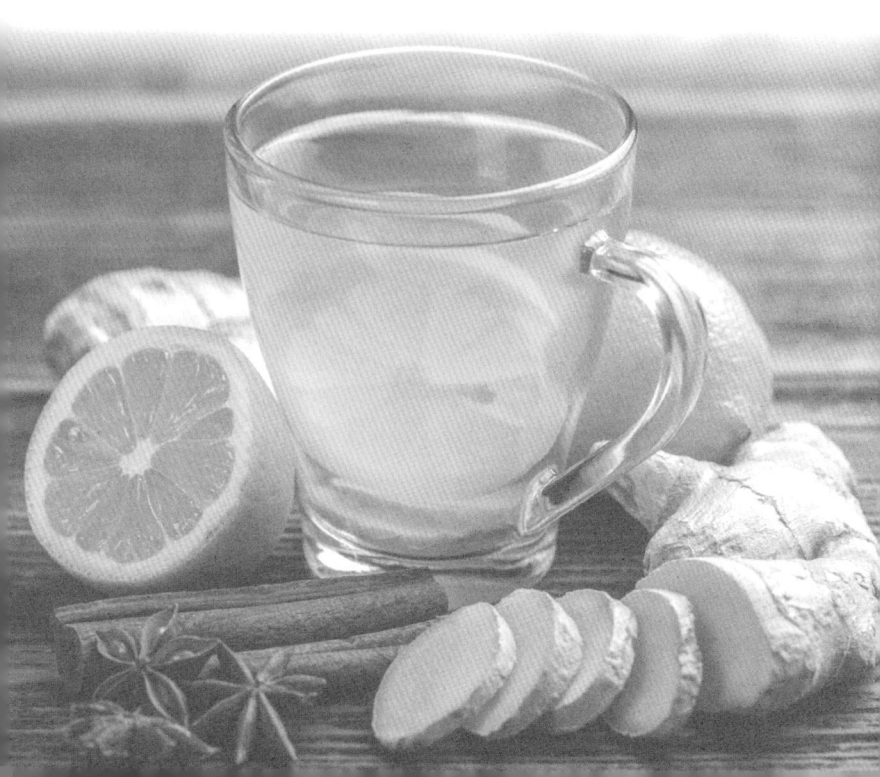

Desde tiempos remotos, el hombre ha aprovechado el poder curativo de las plantas para aliviar los dolores y curar las enfermedades. Comenzó probando aquellas que consumían los animales heridos o enfermos. Más tarde se utilizaron plantas medicinales cuya forma, color o consistencia guardaban alguna relación con nuestro cuerpo. El punzante cardo, por ejemplo, se usó contra todo tipo de picaduras. Este método recibía el nombre de «teoría de las signaturas». Algunos curanderos disponían también de grandes conocimientos intuitivos sobre la esencia y los efectos de la naturaleza.

En el curso de miles de años, estas experiencias se transformaron en una ciencia, cuyo documento más antiguo podría ser el tratado de plantas medicinales, estructurado de una manera sistemática, del emperador chino Shin–nong, que vivió alrededor del 3700 a.C. La ciencia de las plantas medicinales con sus tinturas, extractos, aceites y tisanas, constituyó en la antigüedad el pilar fundamental de la medicina natural. Muchos médicos famosos, entre ellos Hipócrates, Dioscórides, Galeno, Magno y Paracelso, fueron maestros en este campo.

Valiosas plantas medicinales como el rapónchigo o el ginkgo enriquecen hoy la gama de nuestros medicamentos. Las investigaciones científicas han demostrado con claridad la eficacia de toda una serie de plantas medicinales, pero también han desenmascarado aquellas otras que no lo son.

Sin embargo, hasta la fecha solo se ha investigado el efecto curativo de una pequeña parte de todas las especies.

Es interesante señalar a este respecto que los métodos de aplicación de la medicina popular, basados en la experiencia y la observación, son a menudo casi idénticos a los de la medicina moderna. El ácido salicílico, aislado a mediados del pasado siglo en las flores y las hojas de la ulmaria, se emplea hoy en las enfermedades febriles y en el reumatismo articular. La medicina popular ya había descubierto hacía siglos el poder curativo de estas plantas, ricas en ácido silicílico.

Entre tanto, con ayuda de métodos de análisis bioquímicos se han descubierto numerosos componentes de gran eficacia, por ejemplo los glucósidos cardíacos, tan importantes para el tratamiento del corazón enfermo, que aparecen en las dedaleras. Estos y muchos otros constituyentes son hoy la base de muchos medicamentos eficaces, que resultan imprescindibles para la medicina. Así sucede con la quinina de la corteza del árbol de la quina, la morfina de la adormidera, la reserpina de la rauwolfia india y la atropina de la belladona.

Sin embargo, la mayoría de las plantas medicinales no actúa con esta misma intensidad. Pero esto no significa nada más que los remedios obtenidos de ellas no tienen un efecto inmediato sino que lo despliegan a lo largo de un período dilatado con una aplicación regular, por ejemplo, la manzanilla para aliviar las inflamaciones, el espino blanco para la insuficiencia cardíaca y el hipérico como antidepresivo en situaciones de desánimo leves o de moderada intensidad. Y un punto a favor, totalmente decisivo, de este tipo de plantas medicinales es que tienen unos efectos secundarios relativamente escasos.

En la actualidad vivimos un renovado e intenso interés hacia las plantas medicinales. Ha de atribuirse a que, a pesar de

haber aumentado enormemente en el presente siglo las posibilidades de vencer las enfermedades graves con altas dosis de medicamentos químicos y naturales, muchos pacientes, aquejados de afecciones más leves pero que requieren un tratamiento, encuentran desproporcionados los efectos secundarios de los potentes medicamentos en relación a la gravedad de sus males. Para ello se utilizan de manera creciente plantas, de efectos más suaves pero desde luego eficaces, gozando la tisana y las infusiones de especial predilección. Empleadas de manera correcta, pueden convertirse en una fuente de salud. Son fáciles de preparar y nos proporcionan sus beneficiosos componentes en forma de una bebida de agradable sabor.

Las plantas medicinales presentadas en este recetario están indicadas para el profano. Tanto ellas como sus preparaciones en forma de tisanas pueden prestar excelentes servicios en el tratamiento de enfermedades leves y para el mantenimiento general de la salud. Su utilización carece prácticamente de riesgos, lo que no significa que puedan beberse esas tisanas en la cantidad que uno quiera y tantas veces como apetezca. La mayoría de las plantas medicinales son originarias de Europa.

Este libro le ayudará en la preparación de una gran variedad de tisanas eficaces. Trata enfermedades y síntomas sencillos y pretende mostrar cómo puede tratarse usted mismo con los remedios de la fitoterapia. Le ayudará a restablecer la armonía corporal. Para que el tratamiento tenga éxito, es decisivo el impulso de las fuerzas vitales y autocurativas de nuestro cuerpo. La prevención de las enfermedades ocupa una buena parte de este libro, pues lo mejor es no llegar a enfermar. Los procedimientos naturales suelen estimular las propias defensas corporales, apoyando así al sistema inmunitario. La alimentación desempeña también un papel importante a este respecto. No solo debe ser sabrosa, sino contener igualmente todo lo que necesitamos.

El interés creciente no solo hacia las tisanas sino hacia la medicina natural en general –por ejemplo acupresura, kinesiología, flores de Bach y aromaterapia– es un síntoma que la actitud de muchas personas hacia su salud se ha modificado. Quieren escuchar a su propio cuerpo y tratarlo de manera responsable. Esta evolución es muy de agradecer porque una actitud tal podría modificar de manera positiva todo el sistema sanitario, muy caro y que ha ido desencaminándose. No es necesario ponerse de inmediato en manos médicas al menor malestar, pues en muchos casos uno mismo puede solucionar el problema.

El libro de las tisanas le será de respaldo. Pretende familiarizarle con las distintas plantas y sus modos de acción e invitarle también a recogerlas y secarlas usted mismo. Al mismo tiempo, se señalará a lo largo de todo el texto cuáles son los límites de las posibilidades del autotratamiento con las tisanas. Es cierto que estas son un remedio eficaz, pero en las enfermedades más serias lo más que pueden hacer es acompañar y apoyar a un tratamiento médico.

Los principales principios activos de las plantas

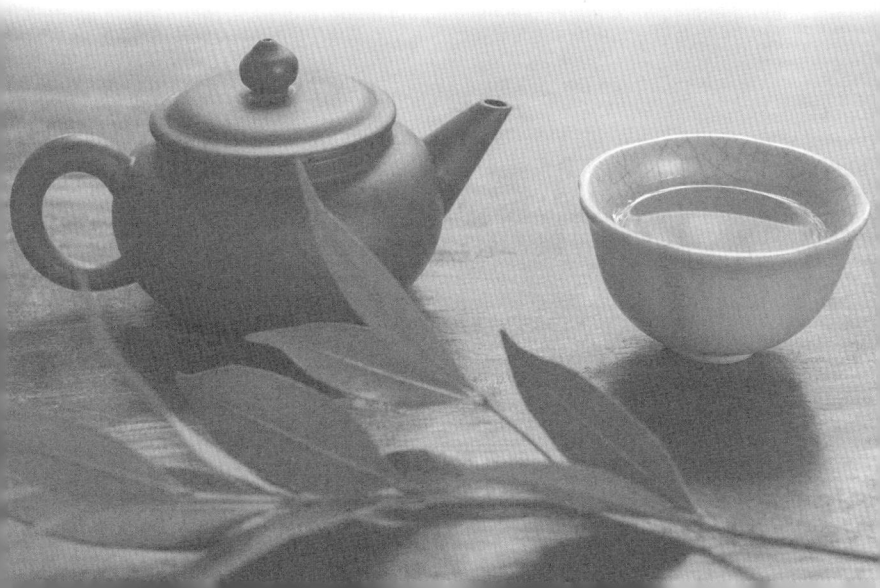

Las plantas absorben sustancias del suelo y en el uso de su metabolismo las transforman en constituyentes que nuestro cuerpo puede digerir, es decir, en los componentes básicos de la alimentación: hidrato de carbono, proteínas, grasas, vitaminas y minerales.

Otros componentes formados en el metabolismo vegetal tienen valor medicinal, por ejemplo aceites esenciales, alcaloides, taninos y principios amargos. Actúan en nuestro organismo de manera dirigida sobre determinados tejidos, órganos o funciones reforzando las defensas naturales, apoyando el funcionamiento de un órgano o estimulando su curación. Algunas de estas sustancias les sirven a la planta para mantener sus procesos vitales, otras actúan atrayendo a los insectos para que polinicen las flores y otras más como productos de defensa del vegetal contra el ataque de bacterias, hongos o insectos.

Todas las plantas contienen, además, materiales de lastre y productos secundarios que pueden acelerar o ralentizar la absorción de los principios activos en nuestro cuerpo.

El modo de influir sobre el efecto global de una planta medicinal de tales sustancias secundarias se ve cuando se aísla el principio activo principal. No es raro que entonces sus efectos sean distintos o más intensos y que presente efectos secundarios. Las plantas contienen multitud de principios activos, unos principales y otros secundarios, que se complementan y refuerzan e incluso aminoran los efectos perjudiciales de algunas sustancias individuales. De ahí que el efecto específico de una planta deba atribuirse a la combinación de todas las sustancias que contiene.

Los principales principios activos

- alcaloides
- glicósidos
- aceites esenciales
- taninos
- principios amargos
- ácido salicílico
- flavonoides
- saponina

Los avances en los métodos de investigación bioquímica y farmacéutica en los últimos decenios han conducido a que se hayan identificado numerosos componentes de especies concretas. Muchas de las aplicaciones de las plantas medicinales basadas en la experiencia han demostrado ser correctas y otras, que se usaban de modo en exceso general, han podido delimitarse. Como ya se ha señalado, la mayoría de las plantas medicinales contienen varias sustancias activas pertenecientes a grupos distintos. El principio activo predominante determina el campo de aplicación de esa planta.

Estas sustancias medicinales primarias son los componentes activos que sirven a la industria farmacéutica como base o ejemplo para producir los medicamentos. Sin embargo, también los principios activos secundarios y las sustancias de menor relevancia desde el punto de vista médico (por ejemplo, la fibra) son importantes. La fibra y similares desempeñan un papel importante en la digestión. Estimulan los movimientos intestinales y aceleran o ralentizan la absorción en nuestro cuerpo de los principios activos vegetales. Se sabe, también, que muchos flavonoides facilitan la absorción desde el intestino de otros principios activos.

Los distintos principios activos

No todas las sustancias de efectos medicinales se encuentran en igual cantidad en todas las partes de la planta. Aparecen concentraciones elevadas en las raíces y la corteza, aunque también en el tallo, en las flores, en las semillas o en los frutos. El contenido viene condicionado, además, por el lugar donde crece la planta y el suelo del que se alimenta. Otras influencias adicionales son la estación, las condiciones atmosféricas y la altura del sol. La importancia de estos factores varía según la especie vegetal y la parte de la planta de que se trate. Para estar seguros de preparar una tisana con plantas que contengan la cantidad suficiente del producto que se necesita, lo mejor es adquirirlas en la farmacia o en un herbolario de garantía.

Para conocer la fuerza curativa de las plantas conviene darse una idea general de los principales grupos activos. No obstante, en las páginas siguientes solo se citarán los componentes más importantes que tengan también sentido para el usuario profano.

Alcaloides

La palabra «alcaloide» deriva del término químico alcalino, es decir, básico, lo contrapuesto a ácido. Los alcaloides se cuentan entre los principios activos más eficaces de la fitoterapia. Las plantas medicinales que contienen bases nitrogenadas hidrosolubles influyen sobre el sistema nervioso. Unas incrementan la secreción glandular, mientras que otras estimulan los movimientos musculares del intestino y de la matriz. La vinvapervinca, o violeta de asno, que contiene el alcaloide vinzamina estimula en particular el riego cerebral, la fumaria o palomilla, con el alcaloide fumarina, el flujo biliar. También la cafeína del café y la nicotina del tabaco pertenecen a este grupo de sustancias.

La aplicación de la mayoría de las plantas que contienen alcaloides y que poseen efectos muy vigorosos está reservada a los expertos y no resulta indicada para el autotratamiento, puesto que son muy venenosas. Solo en manos de un terapeuta experimentado pueden desplegar sus efectos curativos. Estos «peligrosos» alcaloides, que a menudo requieren prescripción facultativa, por ejemplo la atropina de la belladona, con efectos espasmódicos, la reserpina del aro, de acción hipotensora, y la morfina de la adormidera, analgésica, tienen una gran importancia para muchas enfermedades.

Aceites esenciales

Los aceites esenciales son sustancias vegetales de olor intenso, que se volatilizan con facilidad y no regresan al metabolismo de la planta. Son componentes característicos de muchas plantas medicinales y les sirven para atraer a los insectos o como protección contra las bacterias, la invasión de los hongos, las mordeduras de los insectos y la evaporación del agua. La fitoterapia hace uso amplio de sus propiedades antibióticas. El porcentaje de aceites esenciales en las plantas oscila entre el 0,01 y el 10% aproximadamente. Se les encuentra muy concentrados en especies muy aromáticas como el romero, el tomillo, la salvia y el hinojo. Si trituramos una planta, por ejemplo el tallo de una hierba, y se desprende aroma, es que existe allí un aceite esencial.

Fortalecimiento del sistema inmunitario

Los aceites esenciales de las distintas plantas medicinales actúan con especial eficacia sobre áreas órganicas muy concretas: en la cavidad bucofaríngea, por ejemplo, actúa la salvia; en los pulmones, el tomillo, el eucalipto y el hisopo; sobre los riñones y la vejiga, el enebro, el perejil y el apio; sobre el intestino delgado, la angélica, el hinojo, el comino y la artemisia.

Además de su empleo en tisanas o infusiones, los aceites esenciales se utilizan para hacer gárgaras, en enjuagues, para inhalación, para fricciones, en forma de cápsula y en baños.

Los aceites esenciales se componen de muchas sustancias diferentes y en algunos de ellos se han podido identificar hasta la fecha más de cien constituyentes distintos. Los efectos son muy variados, pero todos ellos tienen en común propiedades antibióticas, desinfectantes y reforzantes del sistema inmunitario, si bien en grados variables. Además, muchos aceites poseen también propiedades específicas.

Facilitan la expectoración; resuelven los espasmos; son diuréticos; fortalecen órganos digestivos como el estómago, el intestino, el hígado y la vesícula biliar, lo mismo que el corazón y la circulación, o favorecen el riego sanguíneo. Los aceites esenciales también se absorben muy bien a través de la piel. A pesar de su «agresividad», con la que luchan eficazmente contra los microbios, utilizados en dosis adecuadas no dañan los tejidos enfermos. Una dosis pequeña de esencia de tomillo (0,7 mililitros) es suficiente para aniquilar los microbios de 1.000 mililitros de líquido. El lugar por el que los aceites esenciales abandonan nuestro cuerpo, se aprovecha igualmente de su efecto antibiótico; el pulmón del eucalipto y del pino; los riñones, la vejiga y las vías urinarias, del perejil y el pimentón. En el caso de las plantas medicinales que actúan sobre los riñones y la vejiga hay que tener precaución, pues un empleo inadecuado puede provocar irritaciones en estos órganos.

Principios amargos

Los principios amargos no son un grupo químico. Están formados, entre otros, por glicósidos, lactonas y alcaloides. La medicina popular puede utilizar gran número de plantas medicinales en las que estas sustancias son el principio activo más importante. Casi todas las infusiones amargas tienen efectos beneficiosos sobre el tracto gastrointestinal, puesto que estimulan la formación de jugos digestivos, despiertan el apetito y favorecen la absorción de los nutrientes desde el estómago y el intestino. Sirven de ayuda en trastornos tan extendidos como las irregularidades al hacer de vientre, el flato, la falta de apetito y la sensación de plenitud. La manera tradicional de aprovechar sus efectos digestivos ha sido en forma de una copita de licor de hierbas o de aguardiente después de las comidas, aunque puede sustituirse perfectamente por una tacita de infusión. Puesto que las sustancias son hidrosolubles, pueden absorberse muy bien como tisana.

Los principios amargos no solo fortalecen la digestión sino a todo el organismo en su conjunto. En caso de agotamiento, decaimiento y anemia, durante los procesos de curación y en personas ancianas sirven de tónico revitalizante. Recientes investigaciones han demostrado la existencia de otros muchos efectos: así, el cardo santo o centaura bendita y la genciana mejoran la actividad cardiaca, mientras que el ajenjo y la genciana refuerzan el sistema de defensas corporales

En la dosificación hay que seguir las cantidades indicadas en la receta, pues no es raro que una dosis excesiva pueda conducir a una irritación de las mucosas.

Las sustancias amargas se dividen en tres grandes grupos:

❏ Los *Amara puros* como la centaura, la raíz de genciana, la cáscara de naranja amarga y la corteza de quina, que estimulan intensamente la secreción de jugos gástricos y despliegan además un efecto revitalizante general. Se utilizan para la falta de apetito, para mejorar la actividad digestiva y en diversos estados de debilidad, por ejemplo en el período de convalecencia después de una enfermedad grave o en personas agotadas.

❏ Los *Amara aromatica,* principios amargos que contienen al mismo tiempo cantidades importantes de aceites esenciales, como el ajenjo, la angélica, la milenrama y el cardo mariano. La acción digestiva y estimulante de las sustancias amargas se completa con el efecto de los aceites esenciales, con lo que se amplía el campo de aplicaciones. Los *Amara aromatica* influyen principalmente sobre el intestino y sobre el funcionamiento de la vesícula biliar y el hígado, completándose su acción con el efecto antibacteriano de los aceites esenciales.

❏ Los *Amara acria,* plantas medicinales de sabor amargo y picante como galanga, gengibre y pimienta. Los *Amara acria* son en su mayoría plantas medicinales exóticas cuyo principal uso es el de especias. Los mismo que los *Amara puros* y los *Amara aromatica,* refuerzan los órganos digestivos.

Flavonoides

Bajo la denominación genérica de «flavonoides» se reúnen distintos principios activos vegetales de estructura química parecida, que aparecen en numerosas familias de plantas, desde las algas verdes inferiores hasta las fanerógamas más desarrolladas. El nombre les viene del color amarillo de muchas de las plantas que los contienen (del latín *flavus* = amarillo). En medicina los flavonoides se utilizan principalmente para la prevención de enfermedades, en las afecciones crónicas y para regular procesos enzimáticos en las células. Los flavonoides están indicados, en particular, para los tratamientos prolongados, pues permanecen en el cuerpo poco tiempo y se eliminan con rapidez. No se produce un almacenamiento de los principios activos y con ello tampoco los eventuales trastornos de tipo tóxico. En el efecto global de una planta medicinal, los flavonoides siempre participan de manera activa.

El efecto de un flavonoide se orienta por su composición química exacta, no por la estructura básica, por lo que no existe una caracterización uniforme. Ejemplos de los diversos modos de actuar de los flavonoides son la acción coagulante, antiinflamatoria e impermeabilizante de los capilares del trigo sarraceno y la ruda, la antiespasmódica de la manzanilla y el regaliz o la de protección hepática del cardo mariano.

Taninos

Los taninos, o sustancias curtientes, se encuentran en numerosas plantas. Les sirven como protección contra las heridas. En la medicina botánica, las principales áreas de aplicación de los taninos son las mucosas inflamadas como en el caso de las diarreas, las heridas menores y las hemorragias. En el caso de las heridas, hacen más densa la superficie cutánea al contraer los vasos e incrementan con ello la capacidad de resistencia. La costra puede formarse por la unión del tanino con la proteína celular. De esta manera se sustrae el medio de cultivo a las bacterias que colonizan las mucosas y la piel herida. Los taninos de la tormentilla y del arándano, por ejemplo, se emplean a menudo en uso interno contra la enteritis, al calmar la mucosa irritada. Sin embargo, dosis más altas de taninos pueden irritar el estómago. Para uso externo los de la corteza de roble, por ejemplo, sirven para hacer enjuagues de boca, garganta y encías y contra las inflamaciones cutáneas y las hemorroides –en forma de apósitos que se empapan con una infusión o un extracto de plantas que contengan curtientes–. La corteza de hamamelis es un remedio empleado contra las inflamaciones de la piel, las heridas y las hemorroides.

Glicósidos

Se trata de importantes principios activos vegetales que tienen en común el hecho de que al absorber agua se pueden disociar en un componente con azúcar y otro sin él. Este último es el principal responsable de los efectos. Los flavonoides y los principios amargos son a menudo glicósidos. Al grupo de los glicósidos pertenecen también sustancias de acción muy intensa. Entre las más conocidas se cuentan los principios cardioactivos de la dedalera, los glicósidos fenólicos de las hojas de la gayuba y los antranoides de efecto purgante que se encuentran en la corteza del arraclán y las hojas de sen. Los glicósidos de esencia de mostaza se hallan en el rábano rusticano, los berros, el ajo, la cebolla y la mostaza. También el efecto diaforético de las flores de tilo es atribuible a los glicósidos.

Ácido silícico

Diversas plantas medicinales como el equiseto y el llantén de hoja estrecha absorben ácido silícico del suelo y lo almacenan en el citoplasma y en la membrana de sus células. El ácido silícico es también un componente imprescindible del organismo humano, en particular del tejido conjuntivo, la piel, los tendones, los ligamentos, el pelo y las uñas. Las plantas medicinales que contienen este ácido se utilizan principalmente donde esos tejidos sufren lesiones a causa de un aporte insuficiente de ácido silícico con la alimentación o de procesos de desgaste provocados por enfermedad, envejecimiento o ejercicio Asico. El ácido silícico es útil también en personas que por naturaleza padecen debilidad de los tejidos conjuntivos, que es una de las causas de las varices y la celulitis.

Saponinas

Las saponinas pertenecen al grupo de los glicósidos. Al hervirlas en agua producen espuma lo mismo que el jabón que les da nombre (del latín sapo =jabón). Las plantas medicinales que contienen saponinas, como el gordolobo y la primavera, se utilizan contra la tos persistente para disolver las mucosidades. Las saponinas las licuan, facilitando así la expectoración. Además, al irritar ligeramente las mucosas, estimulan la secreción de las glándulas. Plantas que contienen saponina como el regaliz son también diuréticas, estimuladoras del metabolismo y antiinflamatorias. Otro grupo, las saponinas esteroideas, tienen una estructura similar a la de las hormonas humanas. La raíz de ginseng es el ejemplo más conocido. En el uso de las saponinas como remedio curativo es también importante su característica de permitir la absorción en el estómago de las sustancias vegetales que normalmente no lo permiten. Sin embargo, cantidades mayores de saponinas pueden irritar el estómago.

Mucinas

Las mucinas son sustancias que contienen hidratos de carbono y que están presentes en numerosas plantas, aunque a menudo en cantidades tan pequeñas que no permiten su aprovechamiento. Las mucinas se inflan al mezclarlas con el agua, dando una masa mucilaginosa parecida al engrudo, que se extiende a modo de una delgada capa protectora sobre las mucosas irritadas, calmándolas y resguardándolas frente a nuevas irritaciones, como sucede en las inflamaciones de la faringe y la laringe (por ejemplo raíz de malvavisco) o en las mucositis de los órganos digestivos (por ejemplo semillas de lino).

La capacidad de hincharse de las semillas de lino permite su empleo como laxante: debido a su aumento de tamaño, presionan contra las paredes del intestino y estimulan su movimiento cuando está atascado.

Vitaminas, minerales y elementos vestigiales

En una visión de conjunto de los componentes vegetales más importantes no pueden faltar las vitaminas, los minerales y los elementos vestigiales. Son imprescindibles para nuestro cuerpo como elementos estructurales básicos de los tejidos, las células, los enzimas y las hormonas, así como para nuestro sistema inmunológico.

Influyen, además, sobre el funcionamiento de nuestros órganos y sobre el equilibrio hídrico. Algunas plantas muestran concentraciones especialmente altas de algunas vitaminas o grupos de ellas. En el germen de trigo y en las hojas verdes encontramos, por ejemplo, concentraciones altas de la vitamina E; en las semillas, las legumbres, las nueces y las plántulas de cereal, una gran cantidad de vitaminas del grupo B. La vitamina C (ácido ascórbico) aparece sobre todo en los cítricos, pimientos, escaramujos y otras frutas y verduras. La mayoría de los minerales están presentes en todas las plantas medicinales. Así el hierro en la ortiga; el calcio y el magnesio en el hinojo; el hierro y el magnesio en el escaramujo. Las tisanas de plantas medicinales con uno de estos componentes pueden utilizarse de manera específica para los estados de anemia y cuando existe gran necesidad de esos minerales. También los zumos y jugos frescos, con su combinación de vitaminas y minerales, son curativos.

Una hierba para cada enfermedad

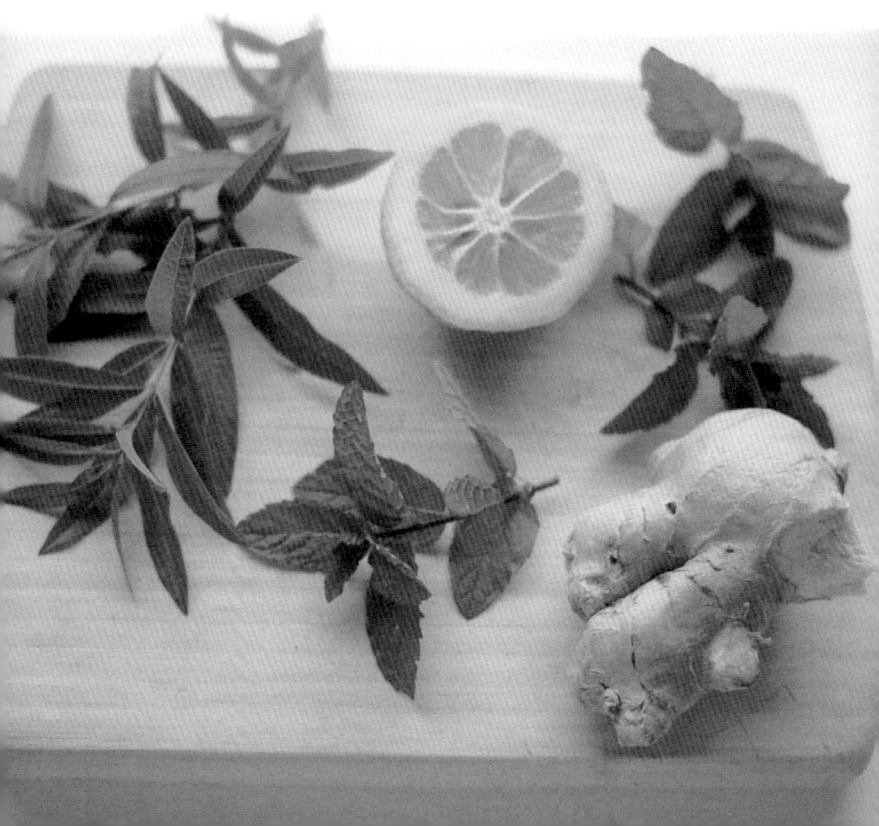

Existe una hierba para cada problema –precisamente hoy en la época de la medicina de alta tecnología, se están redescubriendo las plantas medicinales como un remedio casero acreditado desde antiguo–. Resulta muy sencillo aliviar o curar con medios naturales las enfermedades leves o los pequeños inconvenientes. La fitoterapia es una forma de tratamiento con medicamentos de origen vegetal. Incluye lo mismo alcaloides de efecto muy intenso que sustancias vegetales de acción más suave, siendo la aplicación en forma de una tisana especialmente adecuada para el autotratamiento. Lo que actúa es la suma de todas las sustancias contenidas en una planta. Las plantas medicinales incrementan las defensas del propio cuerpo y estimulan el metabolismo, son diuréticas, antiinflamatorias y antibióticas. A menudo algunas de ellas retinen varios efectos curativos.

Trastornos de las vías respiratorias

Limpieza de las vías respiratorias

Cada vez que se respira, llega a los pulmones aire mezclado con oxígeno, pasando a través de la nariz, la garganta, la laringe, la tráquea y los bronquios. La mucosa de estos órganos respiratorios calienta el aire inspirado, lo humedece y lo limpia. A través de los alveolos pulmonares el oxígeno, esencial para la vida, llega a la sangre y desde allí a cada una de las células de nuestro cuerpo. A la inversa, el dióxido de carbono, que es un producto residual del metabolismo, se elimina con el aire espirado. La mucosa de las vías respiratorias reacciona ante el polvo y otras sustancias perjudiciales aumentando la secreción de mucílagos. En su superficie se encuentran multitud de pequeñas vesículas que empujan hacia el exterior las partículas de polvo englobadas en la mucosidad. La tos es expresión de un refuerzo de esta función autodepurativa, un reflejo con cuya ayuda nuestro cuerpo intenta, mediante una brusca expulsión de aire, volver a liberar las vías respiratorias de, por ejemplo, polvo, restos de alimentos o bebidas. El estímulo de la tos se produce también para eliminar el exceso de mucosidad, que se forma cuando los bronquios enferman.

La calidad del aire que respiramos ha empeorado a consecuencia de los gases de los coches y de la contaminación atmosférica de origen industrial, de modo que las funciones de defensa de las mucosas se encuentran sobrecargadas. Por ese motivo, las inflamaciones de las vías respiratorias, con catarros y tos, pero también con afecciones crónicas de los bronquios y de los senos nasales, así como enfermedades alérgicas del tipo de la fiebre del heno y el asma bronquial, se han vuelto más frecuentes.

Eficaz para pulmones y bronquios

El ejercicio físico, el aire fresco y una buena alimentación refuerzan los pulmones, los bronquios y todo nuestro cuerpo en general. También tienen un efecto reforzante el consumo de ajo, tomillo y salvia como complemento en sopas y ensaladas.

La tos y el catarro se producen por lo general dentro del marco de un enfriamiento o de una gripe. En este caso, alterne la tisana contra la tos con las infusiones sudorativas descritas, que incrementan las defensas del organismo. Para la fiebre debería descansar, a ser posible ayunando durante dos o tres días con tisanas y aplicándose envolturas frías en las pantorrillas. Si no hay un aumento de temperatura, son de utilidad los vahos de pies, un baño completo y eventualmente una envoltura torácica caliente con flores de heno o un sinapismo (¡pero de breve duración, pues existe peligro de quemaduras en la piel!). También puede inhalarse aceite de tomillo, de eucalipto o de menta piperita.

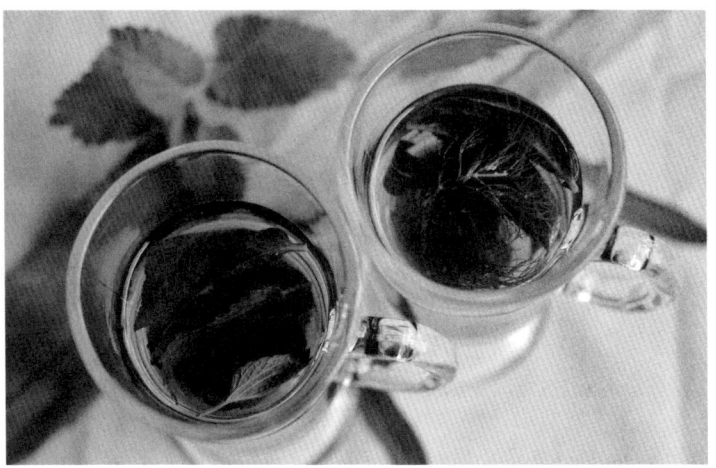

Para la bronquitis crónica resulta asimismo indicado el empleo de plantas que contengan aceite de mostaza como son los berros, la capuchina, el rábano rusticano, la cebolla y el ajo.

Con todo tipo de tos deberá evitar cualquier fuente de irritación adicional, como son las habitaciones llenas de humo o las comentes de aire. Procure respirar, además, aire fresco y que este presente una humedad suficiente. Deje evaporar agua en la calefacción o adquiera un humectador de ambiente. Consuma gran cantidad de bebidas calientes y tisanas para la tos endulzadas con miel, distribuidas a lo largo de todo el día en sorbos pequeños, con objeto de humedecer las mucosas. Tome al mismo tiempo gran cantidad de vitamina C, por ejemplo en forma de limón o espino amarillo. Puede colocar en la habitación recipientes para evaporación con aceite de eucalipto, de pino o de abeto. Los pinos y los abetos contienen toda una serie de principios activos curativos para nuestros bronquios. Por la noche deberá frotarse el pecho con un bálsamo bronquial de los que se encuentran en el comercio. Con ello se consigue aumentar el riego sanguíneo y se inhalan los constituyentes (¡de todas las maneras, cuidado con las pomadas que contienen mentol o alcanfor cuando se emplean en lactantes y niños pequeños!).

Si la tos dura más de tres semanas, consultar a un médico o un naturópata. En caso de bronquitis crónica, la tisana deberá utilizarse como máximo durante cuatro semanas, ya que después perder efectividad.

Plantas medicinales con mucílagos

Las plantas medicinales que contienen mucílagos son importantes al comienzo de un enfriamiento agudo, cuando el propio cuerpo no ha producido todavía estas sustancias. Calman las vías respiratorias inflamadas y alivian los estados de irritación aguda.

Raíz de malvavisco:

La raíz de malvavisco es rica en mucílagos (del 10 al 20%), que se extraen en frío. La raíz se utiliza en las inflamaciones agudas de las vías respiratorias superiores con tos seca, pero también alivia los trastornos de estados irritativos crónicos en el asma y los enfisemas pulmonares (hinchamiento excesivo de los pulmones).

❏ Se ponen 2 cucharaditas en 1 taza de agua para extracción en frío, se deja reposar de 8 a 10 horas y se bebe 1 taza varias veces al día. Otro modo de extracción para el malvavisco es la decocción. En este caso se obtiene más almidón, lo cual resulta ventajoso cuando la tisana se va a utilizar para gargarismos. Para el té contra la tos, por el contrario, se necesitan sobre todo los mucílagos.

Plantas medicinales contra la tos y la bronquitis

Numerosas plantas medicinales están indicadas para aliviar las dolencias de las vías respiratorias. A menudo reúnen en sí diversos efectos:

- Las plantas medicinales que contienen mucílagos sirven como protección para la mucosa inflamada.
- Las plantas medicinales antiespasmódicas alivian los ataques de tos.
- Las plantas medicinales que contienen saponina disuelven las mucosidades densas que provocan la tos y hacen más fácil su expulsión.

> ▶ Dependiendo de que se trate de tos irritativa, tos espasmódica o una tos con mucosidades densas, se necesitan distintas plantas medicinales.
> El carácter de la tos cambia también a menudo en el curso de la enfermedad, lo que hace necesario el empleo de una planta medicinal distinta.

Tusilago o piel de caballo:

El tusilago es una planta medicinal importante para aliviar la irritación y disolver las mucosidades en la tos aguda, aunque también en todas las formas de enfermedades crónicas de las vías respiratorias. Su utilización es objeto de polémica en los últimos tiempos, puesto que se han descubierto en ella restos de componentes cancerígenos, los alcaloides de pirrolicidina. Si bien el tusilago no requiere receta, solo puede adquirirse en farmacias. Se recomienda una dosis diaria máxima de 6 gramos, equivalente a 4 cucharaditas de hojas de tusilago. Además, el tratamiento no deberá prolongarse más allá de 3 semanas.

❏ Para la tisana se utiliza 1 cucharadita en forma de infusión, tomándose 3 tazas diarias. Para la tos crónica se toma por la mañana, en ayunas, y por la noche, antes de irse a domir, 1 taza de tisana de tusilago muy caliente.

Musgo de Islandia:

El musgo de Islandia alivia la irritación y tiene un efecto ligeramente antibacteriano. Se recomienda en el caso de tos irritativa seca. Está especialmente indicado para los catarros crónicos de las vías respiratorias superiores con procesos irritativos repetidos. Los principios amargos tienen un efecto tonificante, es decir, vigorizante, lo que hace que la planta esté indicada para las enfermedades debilitantes y de larga duración.

❏ Verter agua fría sobre 1 cucharadita de musgo de Islandia, calentarlo hasta la ebullición y colarlo, beber a sorbos 1 taza varias veces al día.

Flores de gordolobo y gordolobo lanudo:

El gordolobo lanudo y las flores de gordolobo actúan aliviando la irritación y disolviendo también las mucosidades. Por ese motivo se emplean mejor para la bronquitis que haya dejado de ser aguda, en la bronquitis crónica con irritabilidad intensa y acompañada de asma bronquial. Las flores de gordolobo están especialmente indicadas para los catarros bronquiales febriles, ya que las saponinas que contienen actúan también reduciendo la fiebre y favoreciendo la sudoración.

❏ Se necesitan 2 cucharaditas para 1 taza de agua como infusión para obtener una tisana con una gran fuerza de disolución de mucosidades, o 1 cucharada como extracción en frío para conseguir un efecto principalmente de alivio de la irritación. Tomar 1 taza 3 veces al día.

Hojas y flores de malva:

Las flores y las hojas de malva se utilizan a menudo en mezclas para aliviar la irritación –por ejemplo, para la tos irritativa seca pero también para el catarro laringeo y la ronquera.

❏ Utilizar 2 cucharaditas para 1 taza de agua como infusión y beber 1 taza 3 veces al día.

Hojas de llantén lanceolado:

Las hojas de llantén lanceolado son un buen remedio para la tos, que alivia la irritación y tiene un ligero efecto antibacteriano, en caso de bronquitis y de catarro bronquial. Aunque el llantén lanceolado contiene mucílagos, al mismo tiempo actúa disolviéndolos y como expectorante. Se utiliza también en las inflamaciones de estómago y de intestino y, debido a sus principios amargos y al ácido salicílico, es un excelente regenerador.

- ❏ Mezclar 2 cucharaditas para 1 taza de agua como infusión, tomar 1 taza 3 veces al día. Las hojas frescas de este llantén se pueden utilizar también como ingrediente de ensaladas y salsas.

Mezclas contra la tos irritativa aguda

Ingredientes: 40 g de flores de tilo, 30 g de anises, 25 g de tomillo, 5 g de flores de malva.

- ❏ 2 cucharaditas en 1 taza de agua como infusión, dejar reposar 10 minutos y beber 1 taza varias veces al día.

Ingredientes: 15 g de raíz de malvavisco, 20 g de musgo de Islandia, 20 g de anises, 20 g de frutos de hinojo, 15 g de flores de tilo
- ❏ 2 cucharaditas de la mezcla para 1 taza de agua como infusión, dejar reposar 10 minutos. Hacer una extracción en frío de otras

Ingredientes: 2 cucharaditas durante 3 horas.
- ❏ Mezclar todo y beber 3 o 4 tazas al día, calientes y endulzadas con miel.

Ingredientes: Llantén lanceolado, musgo de Islandia, raíz de malvavisco, anises.
- ❏ 2 cucharaditas para 1 taza de agua como infusión, dejar reposar durante 20 minutos, tomar 1 taza caliente 3 o 4 veces al día, o bien el método combinado de infusión y extracción en frío que se ha explicado antes.

Ingredientes: Hojas de malva gordolobo, pulmonaria, llantén lanceolado.

❏ 2 cucharaditas para 1 taza de agua como infusión, beber diariamente 3 tazas de la mezcla.

Ingredientes: Musgo de Islandia, raíz de regaliz raíz, de malvavisco.

❏ 2 cucharaditas para 1 taza de agua como infusión, tomar a sorbos al día 3 tazas calientes.

Ingredientes: 60 g de raíz de malvavisco, 20 g de raíz de regaliz, 10 g de anises, 10 g de raíz de primavera.

❏ 2 cucharaditas para 1 taza de agua como infusión, 3 tazas al día. Añada, además, de 10 a 20 gramos de menta piperita para mejorar el sabor.

Ingredientes: 15 g de flores de malva, 15 g de flores de tilo ,15 g de llantén lanceolado, 15 g de musgo de Islandia, 10 g de flores de saúco, 10 g de tomillo.

❏ De 1 a 2 cucharaditas de la mezcla por taza de agua como infusión, beber de 2 a 3 tazas distribuidas durante el día.

Ingredientes: 30 g de milenrama, 15 g de raíz de malvavisco, 15 g de llantén lanceolado, 15 g de hojas de salvia, 15 g de pulmonaria.

❏ 1 cucharadita por 1 taza de agua como infusión, beber lentamente de 3 a 4 tazas diarias.

Plantas medicinales mucolíticas y expectorantes

A medida que progresan las enfermedades de las vías respiratorias se produce con frecuencia un aumento en la producción de mucílagos, con una mucosidad generalmente espesa que se estanca en los senos paranasales, los bronquios o los pulmones. Ahora se necesita un segundo grupo importante de plantas medicinales que, por un lado, diluyen la mucosidad y por el otro estimulan su transporte hacia el exterior: los remedios expectorantes. Entre los principales están las plantas que contienen saponina, pero también algunas con aceites esenciales.

Raíz de ínula:

La raíz de ínula es antiespasmódica y mucolítica y se utiliza sobre todo para la tos crónica y la tos irritativa, de manera similar al tusilago. Los principios amargos que contiene son vigorizantes, por lo cual la raíz de ínula está especialmente indicada cuando se produce un grave deterioro del bienestar general, por ejemplo en las bronquitis crónicas y en el asma bronquial.

- De 1 a 2 cucharaditas para 1 taza de agua, cocer durante 5 minutos a fuego lento, dejar reposar después durante 15 minutos, beber 1 taza 3 veces al día.

Marrubio:

El marrubio gozó en el pasado de fama, sobre todo, como remedio contra las afecciones de pulmón, pero también es vigorizante debido a los principios amargos que contiene. Estimula las secreciones y las diluye en las vías respiratorias, facilitando la expectoración de las mucosidades densas.

- 2 cucharaditas para 1 taza de agua como infusión, dejar reposar durante 5 minutos, tomar 1 taza varias.

Anises:

Los anises son un remedio contra la tos con efecto tranquilizante suave y ligeramente mucolítico, puesto que su aceite esencial se elimina en parte a través de los pulmones. Debido a su sabor mejora el de muchas tisanas contra la tos, que es muy recio, y forma parte de numerosas mezclas contra la tos.

❑ 1 cucharadita de anises machacados en 1 taza de agua como infusión, tomar 1 taza varias veces al día. Los mitos del anís, y también del hinojo, deben macharse antes de la infusión para que puedan desprender mejor su aceite.

Raíz de pimpinela:

La raíz de pimpinela tiene un efecto mucolítico medio en las inflamaciones de garganta, laringe, tráquea y bronquios. También está indicada para hacer gargarismos.

❑ Verter 1 taza de agua sobre 1 cucharadita, calentar y dejar cocer a fuego lento durante 5 minutos. Beber 1 taza 3 veces al día.

Hojas de castaño:

Las hojas de castaño se utilizan desde hace siglos para disolver las mucosidades en distintas enfermedades de las vías respiratorias.

❑ Verter 1 taza de agua fría sobre 2 cucharaditas, cocer durante 1 minuto, beber 1 taza de 2 a 3 veces diarias.

Hojas de eucalipto:

El eucalipto es, especialmente en Australia y Nueva Zelanda, la planta medicinal por excelencia para todo tipo de infecciones, en especial de las vías respiratorias, pero también en las enfermedades de la vejiga y del riñón. Se inhibe la formación de mucosidades en los bronquios y se diluyen las que son densas. El aceite esencial tiene un efecto desinfectante.

❏ Para la bronquitis y el asma: 3 cucharaditas para 1 taza de agua como infusión, dejar reposar durante 15 minutos y tomar a sorbos distribuido a lo largo del día. También es buena la mezcla con malva y hojas de tomillo a partes iguales, de la que se utilizan 2 cucharaditas por 1 taza de agua en infusión, dejándolo reposar durante 10 minutos.

Frutos de hinojo:

Los frutos del hinojo son, lo mismo que los del anís, un remedio contra la tos expectorante y ligeramente calmante, y a menudo se utilizan también para mejorar el sabor de las mezclas.
❏ Utilizar 1 cucharadita de los frutos machacados para 1 taza de agua como infusión, beber lentamente 1 taza varias veces al día.

Pulmonaria:

La pulmonaria es una planta ligeramente mucolítica y que alivia la irritación, pero que debido al ácido salicílico que contiene, de propiedades regeneradoras, se emplea a menudo en mezclas contra dolencias lentas.
❏ De 1 a 2 cucharaditas para 1 taza de agua como infusión, tomar 1 taza 3 veces al día.

Raíz y flores de primavera:

La primavera es una de las principales plantas medicinales de efecto mucolítico y expectorante. Gracias a su acción diurética también descarga la circulación y depura la sangre. La primavera, conocida también como prímula, está especialmente indicada para la tos prolongada con poca expectoración. También da buenos resultados contra el dolor de cabeza y la jaqueca.

❏ Verter 1 taza de agua fría sobre 1 o 2 cucharaditas de la raíz, calentar, dejar en ebullición 5 minutos, dejar reposar durante 5 minutos, beber de 2 a 3 tazas al día.

Raíz de jabonera:

La raíz de jabonera tiene un efecto expectorante como la primavera y la violeta, pero hoy se utiliza con menor frecuencia. Estimula, además, la digestión y es diurética.

❏ Verter agua fría sobre 1 cucharadita, calentar hasta la ebullición, colar y exprimir, beber 1 taza 3 veces al día.

Raíz de regaliz:

La raíz de regaliz tiene efectos expectorantes, mucolíticos y antiespasmódicos, así como antiinflamatorios. Gozaba ya de gran aprecio entre los antiguos romanos y griegos. La raíz se utiliza también en el campo de la digestión y, debido a su dulzura, para mejorar sabores.

❏ Echar 1 taza de agua hirviendo sobre 1 cucharadita y dejar que hierva durante 5 minutos. Tomar 1 taza 2 o 3 veces al día, después de las comidas.

Raíz de violeta:

La raíz de la violeta aromática es un expectorante suave. Puede utilizarse para la tos crónica con mucosidad abundante y también en la tos ferina.

❏ 1 cucharadita para 1 taza de agua como infusión, tomar 1 taza 3 veces al día.

Hisopo:

El hisopo se utiliza desde siempre como planta medicinal de efecto mucolítico, depurativo de la sangre, estimulante, antiespasmódico y vigorizante, actuando principalmente en la digestión. Con tos seca y bronquitis crónica, el hisopo favorece la expectoración, disuelve las mucosidades y anula los espasmos.

- Verter 1 taza de agua fría en 1 cucharadita, calentar hasta la ebullición y volver a dejar reposar durante 5 minutos. Tomar 2 tazas diarias.

Mezclas para tisanas

Ingredientes: 30 g de raíz de regaliz, 15 g de musgo de Islandia, 15 g de llantén lanceolado, 10 g de escaramujos sin pepitas.

- Calentar 1 cucharadita con 1 taza de agua durante 5 minutos hasta la ebullición, dejar enfriar y colar. Tomar 1 taza 2 a 3 veces diarias después de las comidas.

Ingredientes: 45 g de raíz de primavera, 15 g de hojas de malva, 15 g de anises triturados, 15 g de frutos de hinojo triturados.

- De 1 a 2 cucharaditas para 1 taza de agua como infusión, 2 a 3 tazas diarias hasta que se alivien las dolencias.

Ingredientes: 40 g de raíz de ínula, 25 g de tomillo, 15 g de raíz de primavera.

- 1 cucharadita colmada para 1 taza de agua, dejar reposar en frío, calentar hasta le ebullición y dejar reposar durante aproximadamente medio minuto.

Ingredientes: 20 g de hojas de castaño, 20 anises, 20 g de raíz de regaliz, 15 g de raíz de ínula, 15 g de llantén lanceolado, 10 g de flores de gordolobo.

❏ 1 cucharadita para 1 taza, dejar cocer durante 3 minutos a fuego lento, dejar reposar durante 5 minutos, beber 1 taza 3 veces al día.

Ingredientes: Raíz de primavera, raíz de pimpinela, tomillo, llantén lanceolado.

❏ 4 cucharaditas para 2 tazas de agua en el procedimiento combinado: dejar reposar la mitad como infusión durante 20 minutos, cocer a fuego lento el resto durante 5 minutos. Mezclar ambas partes, beber 1 taza 3 veces al día.

Ingredientes: Raíz de malvavisco, raíz de ínula, raíz de violeta, raíz de regaliz, pulmonaria.

❏ 2 cucharaditas para 2 tazas de agua, dejar reposar durante 4 horas, cocer la mitad a fuego lento durante 10 minutos, mezclarlo después, beber durante 2 semanas 1 taza 2 a 3 veces diarias.

Ingredientes: Hojas de castaño, musgo de Islandia, flores de gordolobo, flores de malva.

❏ De 1 a 2 cucharaditas para 1 taza de agua como infusión, beber durante 4 semanas 1 taza caliente 3 veces al día.

Ingredientes: Hojas de llantén lanceolado, pulmonaria, musgo de Islandia, raíz de ínula.

❏ Calentar 1 cucharadita con 1 taza de agua, cocer a fuego lento durante 10 minutos, dejar reposar 10 minutos, beber de 2 a 3 semanas 3 tazas diarias.

Ingredientes: Llantén lanceolado, musgo de Islandia, flores de primavera, flores de espino albar, espino albar, gordolobo.

❏ De 1 a 2 cucharaditas para 1 taza como infusión, durante 6 semanas 2 a 3 tazas diarias. Después de un descanso de 2 semanas, repetirlo.

Ingredientes: 70 g de flores de gordolobo, 70 g de raíz de primavera.

❏ 2 cucharaditas para 1 taza de agua como infusión, dejar reposar durante 15 minutos, colar. Beber 1 taza caliente todos los días por la mañana de 2 a 3 semanas.

Ingredientes: Hojas de melisa, flores de espino albar, raíz de primavera, musgo de Islandia, raíz de malvavisco.

❏ 2 cucharaditas para 1 taza de agua como infusión, dejar reposar durante 10 minutos y tomar 1 taza 3 veces al día por espacio de 3 semanas.

Plantas medicinales antiespasmódicas

El tratamiento de la tos acompañada de fuertes convulsiones requiere plantas medicinales particulares. Un problema especial lo constituye la tos ferina, cuyo tratamiento, lo mismo que el del asma bronquial, debe dejarse en manos del médico. Las tisanas antiespasmódicas pueden prepararse a partir de las especies medicinales siguientes:

Orégano:

El orégano actúa de manera parecida al tomillo, aunque también mucho más débilmente. Se utiliza de manera particular en la cocina, como especia de excelente sabor.

❏ Para aliviar de forma suave los espasmos 2 cucharaditas en 1 taza de agua como infusión, beber 1 taza varias veces al día.

Hojas de hiedra:

Las hojas de hiedra tienen un efecto antiespasmódico y tranquilizante, así como suavemente expectorante, en las inflamaciones crónicas de las vías respiratorias. Se utilizan contra la tos espasmódica y la tos ferina.

- ❏ Se vierte 1 taza de agua sobre 1 cucharadita de hojas de hiedra, se cuece todo durante 2 minutos y se deja reposar 5 minutos. Tomar 1 taza 2 o 3 veces al día. Una infusión es más suave.

Cardo corredor:

El cardo corredor es una planta medicinal de suave efecto tranquilizante y antiespasmódico para la tos. La hierba se utiliza como complemento para la tos ferina y la bronquitis. Además, actúa depurando la sangre y estimulando el periodo.

- ❏ Se pone 1 cucharadita para 1 taza como infusión, se toma 1 taza 3 veces al día. Más eficaz es la especie *Eryngium planum,* pero resulta difícil de obtener.

Serpol

El serpol, llamado también tomillo sanjuanero, reduce la irritación de la tos, es antiespasmódico y desinfectante, pero su efecto es algo más débil que el de su pariente el tomillo.

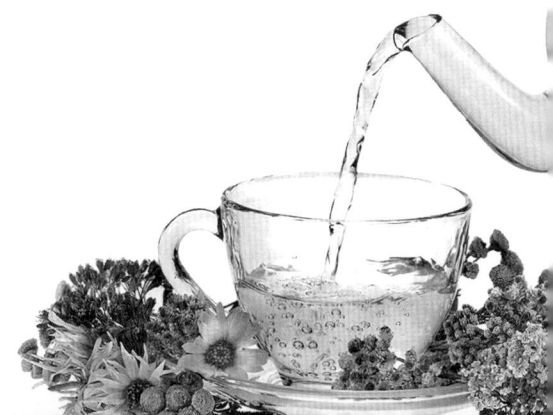

❏ 2 cucharaditas para 1 taza de agua como infusión, beber 3 tazas al día.

Drosera:

La drosera es una planta medicinal antiespasmódica que alivia la tos, que se utiliza para la tos irritativa, la tos ferina y el asma bronquial. Una pequeña cantidad de drosera añadida al tomillo ha dado muy buenos resultados con la tos ferina. La combinación conduce a un refuerzo de los efectos.

❏ Se utiliza 1 cucharadita para 1 taza de agua como infusión, se bebe 1 taza 3 veces al día. Más eficaces son los preparados obtenidos por extracción alcohólica.

Tomillo:

Debido a su amplia paleta de principios activos, el tomillo se cuenta entre los principales remedios vegetales contra la tos. El efecto principal procede del aceite esencial antiespasmódico .y desinfectante. El tomillo es eficaz para las bronquitis aguda y crónica, en la tos ferina, las inflamaciones de la laringe y el asma.

❏ Se pone 1 cucharadita para 1 taza como infusión, se toma 1 taza varias veces al día.

Mezclas para tos con espasmos

Ingredientes: Tomillo, drosera, anises, cardo corredor.

❏ 1 cucharadita para 1 taza de agua como infusión, dejar reposar 20 minutos, beber 1 taza caliente varias veces al día.

Ingredientes: Flores de primavera, tomillo, drosera.

❏ 2 cucharaditas para 1 taza de agua como infusión, 2 a 3 tazas diarias.

Ingredientes: Semillas de hinojo, llantén lanceolado, raíz de regaliz, tomillo.

❏ 1 o 2 cucharaditas para 1 taza de agua como infusión, dejar reposar durante 10 minutos, tomar 1 taza varias veces al día.

Ingredientes: 20 g de tomillo, 10 g de frutos de hinojo, 10 g de anises, 10 g de musgo de Islandia, 10 g de drosera

❏ 2 cucharaditas para 1 taza como infusión, dejar reposar durante 10 minutos, tomar 1 taza 3 veces al día.

Ingredientes: Raíz de ínula, hojas de hiedra, violeta

❏ Cocer brevemente 2 cucharaditas con 1 taza de agua y dejarlo reposar durante 10 minutos, tomar de 2 a 3 tazas diarias.

Ingredientes: 30 g de tomillo, 15 g de flores de primavera, 15 g de drosera, 10 g de frutos de hinojo.

❏ 1 cucharadita para 1 taza de agua como infusión. Tomar 3 tazas diarias durante varios días.

Ingredientes: Musgo de Islandia, tomillo.

❏ 2 cucharaditas para 1 taza de agua como infusión. Tomar 3 tazas distribuidas durante el día.

Ingredientes: 30 g de lelosiña, 30 g de hojas de malva, 30 g de tomillo.

❏ 2 cucharaditas para 1 taza de agua como infusión. Beber a sorbos 1 taza por la mañana y por la noche. También para la tos ferina vale la pena hacer una prueba con esta tisana. Deberá administrarse durante 4 semanas.

Mezclas para el asma

Ingredientes: 20 g de raíz de ínula, 20 g de flores y hojas de espino albar, 20 g de anises, 15 g de drosera, 15 g de tomillo, 10 g de hojas de malva.

❏ 2 cucharaditas de la mezcla para 2 tazas de agua como infusión, dejar reposar durante 10 minutos y cocer a fuego lento la mitad de la infusión durante 4 minutos y mezclarlo con el resto. Tomar cada día 2 o 3 tazas calientes endulzadas con miel, durante 6 semanas.

Ingredientes: 30 g de musgo de Islandia, 20 g de frutos de hinojo, 20 g de flores y plantas de espino albar, 15 g de tomillo, 15 g de agripalma.

❏ 2 cucharaditas para 1 taza como infusión, de 2 a 3 tazas diarias, durante 6 semanas. Después de un descanso de 2 semanas, repetirlo.

Ingredientes: Tomillo, drosera, argentina, llantén lanceolado.

❏ 1 cucharadita para 1 taza de agua como infusión, tomar de 2 a 3 tazas diarias según necesidades.

Ingredientes: 40 g de hojas de eucalipto, 25 g de flores de malva, 25 g de hojas de menta.

❏ 1 cucharada para 1 taza de agua como infusión, tomar 2 tazas diarias durante 1 semana.

Ingredientes: 20 g de hisopo, 15 g de artemisia, 15 g de hojas de eucalipto, 5 g de flores de espino albar.

❏ 2 cucharaditas para 1 taza de agua como infusión, dejar reposar de 5 a 10 minutos, 2 tazas diarias entre las comidas.

Dolencias de la vejiga y el riñón

Depuración y regulación de los humores corporales

Los riñones son responsables de la función vital de formar y eliminar la orina. Liberan a nuestro organismo de residuos metabólicos y toxinas tales como urea, ácido úrico y sales, y mantienen constante la cantidad y la composición química de los fluidos corporales. Lo mismo que en una depuradora, filtran de la sangre lo que sobra o pudiera ser perjudicial. Se filtra el líquido sanguíneo unas 60 veces al día. Según las necesidades, los riñones incrementan o disminuyen la secreción de orina, de modo que la cantidad de agua en nuestro cuerpo se mantiene aproximadamente constante. Ayudan, además, a regular la composición ácido–base de la sangre. Desde los riñones la sangre fluye, a través de los uréteres, hasta la vejiga, donde se acumula y se elimina a través de la uretra. Por término medio se eliminan entre uno y dos litros de orina al día. Si sudamos con intensidad, esa cantidad puede reducirse a medio litro y si bebemos en abundancia, aumentar a varios litros.

En muchas personas, la función de eliminación y desintoxicación de los riñones está deteriorada porque beben demasiado poco. Entonces hay que concentrar mucho la orina para eliminar todas las toxinas. Puede decirse que un adulto debería beber cada día como mínimo dos litros, preferentemente en forma de infusión o de agua mineral. Una orina más diluida dificulta también la cristalización de las sales úricas, con lo cual disminuye la frecuencia de formación de cálculos renales y vesicales. Otros factores de riesgo para la aparición de cálculos renales, con la salvedad de los trastornos metabólicos y las enfermedades intestinales, son una dieta errónea y el consumo permanente de determinados analgésicos.

Influencia sobre la secreción de orina

La mayoría de las plantas medicinales con actividad sobre los riñones y la vejiga incrementan la secreción de orina, lo que tiene un efecto de lavado sobre los riñones, la vejiga y las vías urinarias. Con ello puede prevenirse la formación de cálculos. Esto tiene importancia, sobre todo, después de la extirpación quirúrgica de cálculos renales o vesicales. Para eliminar del cuerpo los elementos cristalinos a partir de los cuales pueden formarse los cálculos, es necesario beber cada día de dos a tres litros. Beber suficiente también significa prevenir. Hay que desaconsejar expulsar por uno mismo los cálculos con ayuda de tisanas medicinales. Podrían producirse cólicos intensos.

Las infusiones con plantas medicinales de efectos diuréticos deberán emplearse, en principio, bajo consejo de un profesional, sobre todo si alguien padece de edemas (acumulación de agua) debido a una reducción de la actividad del corazón o los riñones o en caso de que estos padezcan lesiones. Igualmente es imprescindible la consulta con el médico en caso de embarazos. Las plantas medicinales diuréticas no están indicadas, además, para un empleo continuado.

Inflamación de la vejiga y dolencias de próstata

En caso de irritación o inflamación de la vejiga y de las vías urinarias se utilizan distintas plantas medicinales antiinflamatorias y antiespasmódicas. En el caso de inflamaciones crónicas se toman plantas diuréticas. La vejiga es muy sensible al frío. Por razones anatómicas, las mujeres reaccionan con especial facilidad con una inflamación de la vejiga. La ascensión de la inflamación a través de las vías urinarias hacia los riñones es peligrosa. Por ese motivo, al primer síntoma de una inflamación de la vejiga (micción dolorosa, disminución de la cantidad de orina) beba una tisana desinfectante y ligeramente diurética, aplíquese calor y descanse. Deberá seguir bebiendo la tisana de tres a cinco días después de la desaparición de las molestias. Si al cabo de tres días no nota ninguna mejoría, deberá consultar al médico, que probablemente prescribirá entonces un antibiótico. Si la inflamación de la vejiga está acompañada de fuertes dolores y de fiebre, deberá acudirse de inmediato al médico o al naturópata.

Plantas medicinales diuréticas útiles

En las enfermedades inflamatorias de la pelvis renal, la vejiga y las vías urinarias, ya que se expulsan las bacterias mediante las curas de bebida.

- Para lavado preventivo con objeto de impedir la formación de cálculos en los riñones y en la vejiga.
- Para depuración de la sangre y conversión en caso de enfermedades metabólicas y dolencias reumáticas, debiéndose dar preferencia a las plantas medicinales que sean diuréticas y eficaces sobre el metabolismo.
- Después de la extirpación quirúrgica de cálculos del riñón y de la vejiga.

En los hombres de mayor edad se produce a menudo un agrandamiento de la próstata. Esta es una de las causas de las molestias en la micción. Mientras que no sea necesario operar, hay distintas plantas medicinales que pueden proporcionar alivio.

Plantas medicinales para vejiga, riñón y vías urinarias

Hojas de Gayuba:

La gayuba es una planta medicinal eficaz contra la inflamación de vejiga, en particular en sus fases iniciales. Las hojas son de utilidad en las inflamaciones e irritaciones agudas y crónicas de la vejiga y a menudo impiden una extensión de la inflamación, con lo cual puede evitarse el uso de antibióticos. A veces ayudan también en las inflamaciones renales y estimulan la desintoxicación del cuerpo.

Las hojas de gayuba tienen un efecto desinfectante –cuando la orina es básica– después de que el glucósido arbutina libere en los riñones hidroquinona, que es un principio activo desinfectante. Por ese motivo, durante la cura de tisanas debe tomar gran cantidad de frutas y verduras para alcalinizar la orina. Para este fin puede añadir al té una pizca de bicarbonato (bicarbonato sódico). La vitamina C o los zumos y jugos ricos en ella, como el de grosellas, conducen a la formación de una orina ácida, por lo que no deberán tomarse durante una cura con gayuba. Se recomienda muchas veces las hojas de la planta en decocción. Sin embargo, con ello, además de arbutina, se libera también una gran cantidad de taninos que pueden irritar el estómago.

Con la extracción en frío se obtienen menos taninos, pero la misma cantidad de arbutina:

- 1 cucharadita para 1 taza de agua fría, dejar reposar de 12 a 24 horas, dando algunas vueltas de modo ocasional, y después colar.
Se toman cada día de 2 a 3 tazas templadas por espacio de una semana.

> ➡ Las hojas de gayuba no deberán utilizarse durante el embarazo y la lactancia. Un tratamiento de larga duración o el uso en niños de menos de 12 años deberá ser consultado con el médico o el naturópata. Las dosis pueden provocar molestias gástricas con malestar y vómitos.

Las hojas de gayuba no deberán utilizarse durante el embarazo y la lactancia. Un tratamiento de larga duración o el uso en niños de menos de 12 años deberá ser consultado con el médico o el naturópata. Las dosis pueden provocar molestias gástricas con malestar y vómitos.

Hojas de abedul:

Las hojas de abedul son un deshidratante suave que no irrita los riñones. Las hojas poseen propiedades diuréticas intensas y por ese motivo se emplean a menudo en infusiones depurativas de la sangre y como cura de infusiones acompañante para las enfermedades reumáticas crónicas.

❏ Se emplean 2 cucharaditas para 1 taza de agua como infusión, se bebe 1 taza tibia 3 veces al día.

Un buen remedio casero para una cura de primavera con objeto de fortalecer, vitalizar y depurar la sangre y la piel así como para eliminar las sales úricas, es el jugo de abedul. Se recomienda una cura de 3 semanas tomando 1 vaso del jugo 3 veces al día después de las comidas.

Hojas de bucco

Las hojas de bucco tienen un efecto curativo similar al de la gayuba. Además, estimulan suavemente la eliminación de urea.

❏ Mezclar en frío 1 cucharadita con 1 taza de agua, calentar hasta la ebullición, dejar cocer durante 3 minutos.

Herniaria:

La herniaria tiene un efecto antiespasmódico en los riñones, la vejiga y las vías urinarias, así como ligeramente diurético y activado del metabolismo.

❏ Se utiliza 1 cucharadita para 1 taza de agua como infusión. La herniaria es más eficaz cuando es fresca y no debe cocerse. Para los trastornos antiespasmódicos de la vejiga, la combinación con gayuba resulta especialmente útil.

Vara de oro:

La vara de oro es en toda Europa, desde la Edad Media, un remedio para el riñón de primer orden. Tiene un efecto deshidratante, antiinflamatorio y reforzante del funcionamiento de los tejidos renales así como ligeramente antiespasmódico. También se tolera muy bien cuando se utiliza durante mucho tiempo.

❏ Utilizar para una tisana 2 cucharaditas en 1 taza de agua. Deberán tomarse 2 o 3 tazas diarias.

Gatuña:

La raíz de gatuña es una planta medicinal diurética, que forma parte de numerosas mezclas para depuración de la sangre y lavado. El efecto solo dura unos pocos días, remitiendo después.

❏ Para una tisana se vierte sobre 2 cucharaditas agua que todavía no hierva y se deja reposar durante 10 minutos.

En los libros de herboristería se cita a menudo la decocción, pero su efecto es el contrario, es decir, inhibe la eliminación de la orina.

Planta y raíz de diente de león:

El diente de león es una planta medicinal que activa el metabolismo, que estimula los riñones y que con frecuencia se utiliza también para los trastornos reumáticos Y la gota.

❏ Como tisana para enfermedades agudas: preparar como infusión 2 cucharadas con medio litro de agua, añadir después otro medio litro de agua y beberlo durante 15 minutos por la mañana en ayunas. Como tisana para una aplicación más larga: verter 1 taza de agua fría sobre 1 cucharadita, calentar hasta la ebullición y dejarlo cocer durante 1 minuto, tomar 2 tazas diarias.

➡ El diente de león no está indicado para personas de estómago delicado y no deberá emplearse en caso de oclusión intestinal.

Hojas de ortosiphon:

Las hojas de ortosiphon se utilizan desde hace mucho tiempo en la región indomalaya contra las enfermedades de las vías urinarias. Tienen un ligero efecto deshidratante en las dolencias de vejiga y de riñón y en los edemas corporales. Además estimulan la eliminación de sustancias nitrogenadas tales como la sal, lo cual resulta importante en las nefritis crónicas. Las hojas de ortosiphon tienen también un suave efecto antiespasmódico. Al mismo tiempo, estas hojas no provocan irritaciones perjudiciales en los tejidos renales.

❏ Para una tisana: 1 cucharadita como infusión, dejar reposar durante 30 minutos, tomar 1 taza 1 a 3 veces al día.

Frutos de perejil:

Los frutos de perejil estimulan mucho la eliminación de orina y se utilizan para el lavado y en las enfermedades crónicas de la vejiga.

- ❏ 1 cucharadita como infusión para 3 tazas de agua, beber distribuyéndolo a lo largo del día.

> ➥ Puesto que los frutos de perejil provocan contracciones, no deberán emplearse durante el embarazo ni con las dolencias renales inflamatorias.

Hojas de arándano rojo

Las hojas de arándano rojo son buenas para las dolencias inflamatorias de la vejiga. Son más débiles que la gayuba pero irritan menos el estómago.

- ❏ Se vierte 1 taza de agua fría sobre 2 cucharaditas, se deja reposar durante 10 horas. Tomar cada día 2 tazas calentadas.

Raíz de grama:

La raíz de grama tiene un suave efecto deshidratante y ayuda contra los microbios. Se utiliza sobre todo en las infusiones depurativas, también para la deshidratación en caso de agrandamiento de la próstata.

- ❏ Mezclar 2 cucharaditas en frío, calentar hasta la ebullición y beber 3 tazas diarias.

Espárrago:

El espárrago es deshidratante y ligeramente laxante, lo que le hace adecuado para la depuración de la sangre.

❏ Se vierte agua fría sobre 2 cucharaditas, se lleva a ebullición y se cuela. Beber de 2 a 3 tazas diarias durante 10 días. En ocasiones también son posibles las reacciones alérgicas.

➥ No debe emplearse para las dolencias inflamatorias de riñón.

Apio

El apio tiene un efecto deshidratante, incluso al consumirlo como verdura.

❏ Para una tisana se emplean la raíz o la parte aérea de la planta: 2 cucharaditas para 1 taza de agua como infusión, beber 2 tazas dianas.

Frutos de enebro:

Los frutos de enebro se cuentan entre las plantas deshidratantes más conocidas. Ejercen un intenso efecto de deshidratación y desinfectante y estimulan el metabolismo, así como la musculatura gastrointestinal. Están indicados para la gota, las dolencias reumáticas y la depuración de la sangre.

❏ Para una tisana: 1 cucharadita para 1 taza de agua como infusión, tomar 1 taza por la mañana y por la noche. En caso de uso prolongado, el enebro irrita los riñones, de modo que solo deberá emplearse cuando estén sanos. A dosis elevadas también puede irritar el estómago y el intestino.

➥ El enebro no deberá emplearse durante más de 4 semanas ni durante el embarazo.

Equiseto:

El equiseto es una planta medicinal de acción diurética suave, que se tolera bien incluso en uso prolongado y que se emplea en especial en mezclas contra enfermedades de la vejiga y de las vías urinarias. Debido al ácido silícico que contiene, es importante en primer lugar como remedio para el tejido conjuntivo, y también para aumentar la resistencia y fortalecer. Estimula la actividad metabólica y a menudo se utiliza en las enfermedades reumáticas, puesto que desempeña un papel importante con el tejido conjuntivo. El equiseto puede utilizarse también contra la enuresis nocturna. No resulta sorprendente, pues, que Sebastian Kneipp ensalzara el uso de esta planta medicinal como «única» e «insustituible».

❏ Se toman 2 cucharaditas de la hierba para 1 taza de agua como infusión, bebiendo 1 taza 3 veces al día.

Mezclas para las dolencias de riñón y de vejiga

Ingredientes: Hojas de gayuba, té indio para riñón y vejiga.

❏ Verter 1 taza de agua fría sobre 1 o 2 cucharaditas y colar al cabo de 12 horas. Tomar durante 2 semanas 2 tazas diarias, a temperatura H adecuada para beber.

Ingredientes: Hojas de gayuba, herniaria.

❏ Mezclar en frío 2 cucharaditas para 1 taza de agua y colar después de 12 horas. Calentarlo a la temperatura de beber y tomar 1 taza 2 o 3 veces diarias durante 1 semana.

Ingredientes: Hojas de bucco, herniaria, hojas de gayuba.

❏ Mezclar en frío 2 cucharaditas con 1 taza de agua, dejar reposar durante media hora y después cocerlo 3 minutos. Tomar 2 tazas diarias durante 1 semana.

Ingredientes: Hojas de gayuba, raíz y planta de diente de león, hojas de abedul.

❑ 1 cucharadita para 1 taza de agua como infusión, dejar reposar durante 10 minutos, beber 1 taza 2 veces al día durante 2 semanas.

Ingredientes: 30 g de hojas de gayuba, 25 g de hojas de abedul, 20 g de hojas de melisa, 20 g de vara de oro, 10 g de flores de tilo, 5 g de flores de malva

❑ 1 o 2 cucharaditas para 1 taza como infusión, tomar 1 taza 2 a 3 veces al día durante 2 semanas.

Ingredientes: Vara de oro, hojas de gayuba.

❑ 2 cucharaditas para 1 taza como infusión, dejar reposar durante 10 minutos, tomar de 2 a 3 tazas diarias por espacio de 1 a 2 semanas. Endulzar según convenga.

Ingredientes: 30 g de equiseto, 20 g de hojas de gayuba, 20 g de hojas de salvia, 20 g de verónica, 10 g de hojas de malvavisco.

❑ 1 cucharadita para 1 taza como decocción de 10 minutos, tomar 1 taza 2 veces al día por espacio de 1 a 2 semanas.

Ingredientes: Hojas de gayuba, vara de oro, hojas de abedul, equiseto, pistilos de maíz.

❑ 1 cucharadita para 1 taza de agua como infusión, durante 1 a 2 semanas de 2 a 3 tazas diarias.

Ingredientes: Planta y raíz de diente de león, bayas de enebro, frutos de perejil, herniaria, anises.

❑ 2 cucharadas para 1 litro de agua como infusión, dejar reposar durante 20 minutos y tomar cada día por las mañanas toda la cantidad a sorbos, por espacio de 1 semana.

Ingredientes: Hojas de abedul, hojas de ortiga, bayas de enebro, equiseto, hojas de romero, escaramujos.

❏ 1 cucharadita para 1 taza de agua como infusión, durante 2 semanas tomar 1 taza 2 veces al día.

Ingredientes: Hojas de abedul, equiseto, hojas de orthosiphou, raíz de gatuña.

❏ Utilizar 1 cucharadita de la mezcla para 1 taza y preparar una infusión, dejar reposar durante 2 horas y colarlo, beber 1 taza de 2 a 3 veces al día por espacio de 2 semanas.

Ingredientes: Bayas de enebro, raíz de gatuña, raíz de levístico, raíz de regaliz.

❏ De 1 a 2 cucharaditas de la mezcla para 1 taza de agua como infusión, colar después de enfriarlo y tomar 2 tazas diarias, de 2 a 3 semanas.

Ingredientes: 30 g de hojas de orthosiphon, 25 g de raíz de gatuña, 20 g de vara de oro, 15 g de hojas de abedul, 10 g de raíz de regaliz.

❏ 2 cucharaditas para 1 taza de agua como infusión, dejar reposar durante 15 minutos y tomar 1 taza entre las comidas de 3 a 4 veces al día, por espacio de 2 a 3 semanas.

Ingredientes: 20 g de hojas de gayuba, 15 g de herniaria, 15 g de hojas de bucco, 15 g de lelosiña, 15 g de bayas de enebro, 10 g de violeta, 10 g de flores de ortiga blanca.

❏ De 1 a 2 cucharaditas para 1 taza de agua como infusión, tomar 1 taza 2 veces diarias, por espacio de 2 semanas.

Ingredientes: Frutos de perejil, equiseto, tomillo.

❏ 2 cucharaditas para 1 taza como infusión, dejar reposar durante 20 minutos, tomar 1 taza 2 veces diarias durante un período de 2 a 3 semanas.

Ingredientes: 60 g de milenrama, 30 g de hipérico.

❏ 1 cucharadita para 1 taza de agua como infusión, dejar reposar durante 10 minutos, tomar por la noche 1 taza caliente por espacio de 2 semanas. Según las preferencias gustativas, el hipérico puede sustituirse también por verónica.

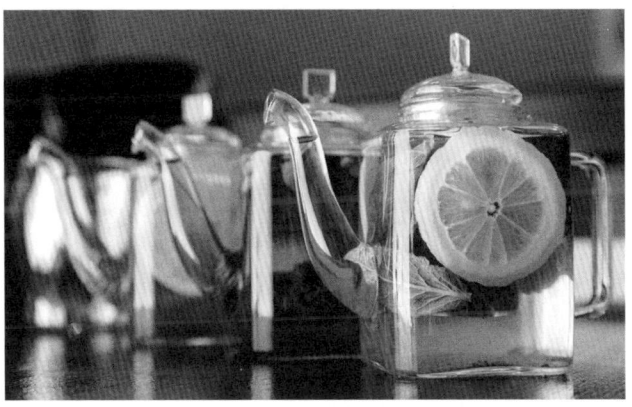

Plantas medicinales contra las dolencias de próstata

Ya que aproximadamente la mitad de los hombres de más de 50 años están afectados por un agrandamiento de la próstata, puede hablarse de una enfermedad de la población. El término médico utilizado por los especialistas es el de hiperplasia benigna de la próstata. Se manifiesta en un aumento de las necesidades de micción, disminuyendo la cantidad de orina y dejando gotas. Si se produce una retención de orina existe el peligro de lesión para los riñones.

Por este motivo es importante emplear las plantas medicinales solo como acompañantes del tratamiento. Alivian las molestias:

Raíz de ortiga:

❏ Para una tisana, 2 cucharaditas con 1 taza de agua, dejar cocer durante 5 minutos, beber a sorbos 1 taza por la mañana y por la noche, por espacio de 4 a 6 semanas. Sin embargo, son mejores los preparados con extracto de ortiga.

En caso de dosis altas pueden producirse irritación del estómago y del intestino y reacciones alérgicas.

Pipas de calabaza:

Los principios activos de la calabaza que ayudan para las dolencias de próstata, se llaman sitosterinas. Refuerzan la musculatura de la vejiga y relajan el esfínter de la uretra.

❏ En caso de inflamación de la próstata, irritación de la vejiga y trastornos en la micción, tomar 3 veces al día 1 cucharada mezclada con compota de manzana, leche, muesli o yogur.

Las pipas de calabaza se pueden tomar también durante períodos más prolongados y en dosis más altas, aunque solo después de consultar al médico.

Brotes de chopo:

Los brotes de chopo tienen un efecto ligeramente desinflamante, analgésico y antibacteriano.

❏ Se toma 1 cucharadita para 1 taza de agua como infusión, durante 2 semanas.

Frutos de palma y sabal:

En los comercios especializados pueden obtenerse numerosos preparados de frutos de palma y sabal contra las dolencias de próstata y las enfermedades de la vejiga. Sin embargo, es mejor tomarlos después de haber consultado al médico.

Adelfilla:

La adelfilla se recomienda a menudo contra las dolencias de la próstata y desde hace algunos años está de moda, aunque su grado de eficacia es algo incierto.

❏ Vierta 1 taza de agua hirviendo sobre 2 cucharaditas, deje reposar durante 10 minutos y tómelo cada día durante 2 semanas. En caso de utilización más prolongada puede producirse irritación de estómago e intestino.

Mezclas que actúan sobre la próstata

Ingredientes: 30 g de pipas de calabaza, 30 g de escaramujos, 15 g de brotes de chopo, 15 g de vara de oro, 10 g de raíz de ginseng.

❏ 1 cucharadita como decocción de 5 minutos, tomar 2 tazas diarias, aunque no por la noche. Utilizar la tisana como cura durante un período de 6 semanas.

Ingredientes: Raíz de grama, apio raíz de rubdeckia, equiseto.

❏ 1 cucharadita para 1 taza de agua como infusión. También esta tisana deberá tomarse como cura. Tome 2 tazas diarias durante 3 semanas.

Resfriados e infecciones gripales

Reforzar el sistema inmunológico

Una de las dolencias más frecuentes son los enfriamientos. Los causantes son un gran número de virus, diminutos agentes patógenos que pueden desencadenar infecciones de las vías respiratorias superiores con dolor de garganta, constipado nasal, tos y dolores de cabeza y en las extremidades. Nuestro cuerpo está en contacto permanente con las más diversas bacterias, virus y toxinas (venenos). Pero el hecho de que no estemos enfermos con tanta frecuencia se debe a nuestro sistema de defensa interno. Sin embargo, si durante un tiempo prolongado se ve sometido a una sobrecarga por trabajo o causas psíquicas, queda expuesto a frío intenso o arrastramos focos de enfermedad crónica, por ejemplo en los senos paranasales, amígdalas o dientes, estamos sobrecargando nuestro sistema de defensas. Entonces, los virus omnipresentes pueden extenderse por nuestro cuerpo. Los enfriamientos se producen de manera especial en las estaciones de transición como son la primavera y el otoño, puesto que en ese tiempo el organismo humano está ocupado en adaptarse a las nuevas temperaturas. A menudo es suficiente con un golpe de frío, una comente de aire o una mojadura y los agentes patógenos superan a nuestro sistema defensivo, momentáneamente debilitado.

Infecciones con fiebre

Los enfriamientos acompañados de fiebre se denominan popularmente gripe, pues en ellos se presentan síntomas similares. Sin embargo, una gripe verdadera tiene un curso más prolongado y grave y va unida siempre a fiebre elevada. La causa son virus extremadamente resistentes, que provocan graves complicaciones, problemas circulatorios serios e inflamaciones del oído medio, las vías urinarias o s riñones, la vejiga, el corazón, las meninges o los pulmones. Cada brote de gripe tiene un agente causante determinado. La gripe auténtica se propaga con rapidez y resulta extraordinariamente contagiosa. En tal caso es imprescindible guardar cama y deberá consultarse al médico.

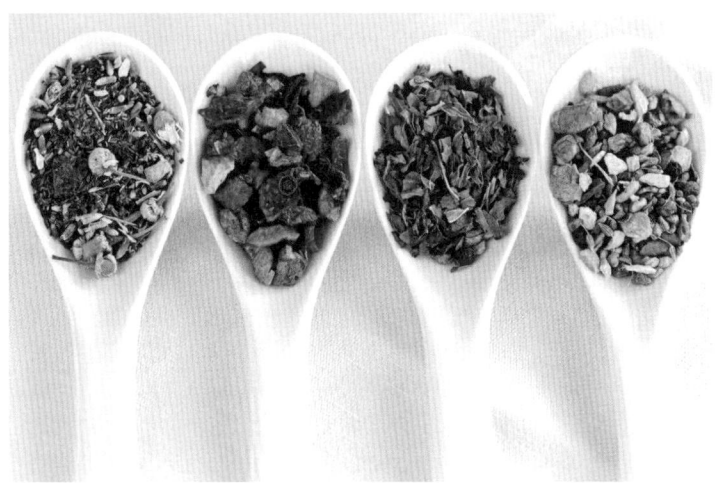

La fiebre puede producirse en un enfriamiento y en una gripe. No es una enfermedad sino que indica que el organismo se está defendiendo activamente contra los agentes patógenos y que el metabolismo está a pleno rendimiento, como parte de las necesarias reacciones defensivas de nuestro cuerpo. También muchas bacterias mueren a altas temperaturas. Por ese motivo, no deberá eliminarse a cualquier precio una fiebre ligera, recurriendo de inmediato a una pastilla. La medida más importante en caso de fiebre es el reposo y que no sobrecargue su cuerpo con actividades innecesarias, frío o comentes de aire. Deberá hacerla descender solo cuando supere la marca de los 39 °C (en los niños puede subir algo más), salvo que tenga la circulación muy sobrecargada y se encuentre intranquilo o si aparecen espasmos febriles (en este caso debe acudirse al médico). En caso de infecciones víricas –se trata de enfriamientos o gripe– el refuerzo de las defensas corporales es la única posibilidad, aunque efectiva, de apoyar el proceso curativo. Hay que dejar a nuestro cuerpo en condiciones de hacer frente al ataque con sus propias fuerzas. Las plantas medicinales, y en concreto las tisanas, prestan buenos servicios al respecto: las plantas sudoríficas como el tilo y el saúco favorecen la eliminación de toxinas y productos de desecho, ayudando de esta manera a permanecer sanos. Las plantas que refuerzan las defensas, como la rubdeckia, estimulan nuestro sistema inmunitario.

Medidas tradicionales del padre Kneipp

Media de vinagre

La media de vinagre según el padre Kneipp se prepara de la manera siguiente: se mezcla 1 parte de vinagre con 5 de agua a temperatura ambiente, de tal manera que se obtenga de un cuarto a medio litro de líquido. Se sumergen entonces unas medias de algodón en la mezcla de vinagre y agua, se escurren bien y se las pone uno. A continuación se envuelven ambas piernas con paños de lana. Por debajo se coloca una toalla gruesa para que la cama quede seca. Las medias deberán permanecer I hora colocadas en el cuerpo. Hacerlo de 2 a 3 veces diarias hasta que la fiebre haya bajado. Deberá aplicarse solo si las pantorrillas están calientes.

> **Envoltura de pantorrilla**
>
> Parecida a las medias de vinagre es la envoltura de pantorrilla (no usar con las pantorrillas frías): sumergir hasta la mitad en agua tibia 2 paños de lino o algodón del tamaño de una toalla y envolver con ellos las piernas, desde los tobillos hasta la corva. La mitad seca sirve de paño cobertor. Enrollar por encima un paño de lana y permanecer tumbados en la cama de 20 a 30 minutos. En caso necesario, colocar una segunda envoltura, aunque no si la primera está fría o si se está tiritando. El agua para la envoltura de pantorrilla no deberá estar demasiado fría, ya que de lo contrario se sobrecarga la circulación.

Plantas medicinales contra los resfriados

Plantas sudoríficas y que aumentan las defensas

Flores de saúco:

Las flores de saúco se consideran desde siempre un auténtico remedio popular. Incrementan la secreción de sudor y de orina y estimulan el sistema inmunitario. Al fomentar la actividad secretora de la piel, también se las utiliza en tisanas contra las afecciones reumáticas.

❏ Se ponen 2 cucharaditas de las flores en 1 taza de agua como infusión. Tomar 1 taza bien caliente varias veces al día, endulzando con miel al gusto. Las flores están especialmente indicadas en las mezclas para la prevención de los enfriamientos. Unas gotas tibias de la tisana en el oído también alivian los dolores de oído (¡solo deberá usarse si el tímpano está intacto!).

Flores de tilo:

Estas flores son sudorativas y ligeramente antiespasmódicas. Lo mismo que las flores de saúco, las de tilo se emplean en las mezclas contra las enfermedades reumáticas. Puesto que algunos investigadores creen que el uso constante de flores de tilo podra dañar el corazón, su empleo a largo plazo deberá evitarse como medida de precaución. (¡Si alguien padece problemas cardíacos deberá renunciar en cualquier caso a las curas de sudor!)

❏ Para una tisana se ponen 1 o 2 cucharaditas para 1 taza como infusión. En la fase aguda habría que tomar varias veces al día 1 taza lo más caliente posible, endulzándola en caso necesario con miel.

Aumento de las defensas y antiinflamatorio general

Escaramujos:

Los frutos tienen buen sabor y por ese motivo se emplean mucho para mejorar el gusto de las tisanas, aunque también se usan en compota y en mermelada. En fresco, los escaramujos contienen gran cantidad de vitamina C, que refuerza nuestras defensas. A pesar del almacenamiento y el calor, una parte de la vitamina C se conserva en la infusión.

❏ Como complemento de sabor afrutado, que apaga la sed y de efecto ligeramente deshidratante: verter 1 taza de agua hirviendo sobre 2 cucharaditas de los frutos desmenuzados, dejar reposar durante 8 minutos tapado. Tomar 1 taza varias veces al día, en caso necesario endulzado con miel. Las pepitas de los escaramujos en particular son algo deshidratantes, de modo que solas o con los frutos se utilizan a menudo en las tisanas depurativas de la sangre. Los escaramujos los puede combinar con bayas de agracejo (como extracción en frío), 2 cucharaditas para 1 taza.

Flores de manzanilla:

Una planta medicinal clásica es la manzanilla, de múltiples usos, que en los enfriamientos tiene un efecto antiinflamatorio y antibacteriano, así como una acción tranquilizante–antiespasmódica. La manzanilla está también indicada para el tratamiento en niños.

❏ En caso de enfriamiento, lo mejor es una combinación con plantas medicinales sudorativas: 1 o 2 cucharaditas como infusión, tomar 1 taza 2 o 3 veces al día.

Flores de caléndula:

Las flores de caléndula son antiinflamatorias, ligeramente antiespasmódicas y estimulantes del flujo linfático. Se utilizan en caso de inflamación de los ganglios linfáticos, en enfriamientos y en otras inflamaciones; además, en tisanas para estimular el metabolismo y depurar la sangre:

❏ 1 cucharadita para 1 taza de agua como infusión, dejar reposar durante 10 minutos, beber 1 taza de 2 a 3 veces al día. Más sencillo es añadir las flores a la infusión que prefiera.

Rubdeckia:

La rubdeckia es el mejor terapéutico general estimulador para aumentar las defensas corporales en las infecciones de todo tipo. Esta planta medicinal la utilizaron originalmente los indios norteamericanos para el tratamiento de las heridas. Mientras tanto, se ha demostrado científicamente su acción estimuladora sobre el sistema inmunológico y también en las infecciones víricas.

❏ Contra un enfriamiento en sus principios o ya establecido, tome para comenzar 50 gotas del extracto (preparado de equinacina) adquirido en la farmacia y en los dos días siguientes 20 gotas cada 3 horas y más tarde de 30 a 50 gotas 3 veces al día.

La rubdeckia sirve para dar el empuje inicial al sistema inmunitario. Una vez en marcha, ya no necesita más impulsos.

Acción antibiótica

Berro :

El berro se utiliza para desinfección y para conseguir una estimulación suave del metabolismo que depure la sangre. Para un choque estimulador de las defensas:

- 1 cucharada de la hierba para 2 tazas de agua como infusión, beber las dos tazas calientes, repitiéndolo eventualmente al cabo de 5 horas. O bien: beber cada día de 60 a 100 mililitros de jugo fresco de berros diluido en la proporción 1:5 con leche de manteca o agua mineral (el jugo fresco puede irritar el estómago).

Capuchina:

La capuchina tiene un efecto antibiótico y desinfectante e incrementa las defensas.

- En enfriamientos o gripe añadir una punta (media cucharadita) a la ensalada o añadir a 1 cucharada de una mezcla para enfriamientos media o 1 cucharadita para 1 taza como infusión.

Rábano silvestre:

El rábano silvestre se utiliza lo mismo que la capuchina como antibiótico vegetal y en preparados listos para las infecciones de las vías respiratorias y las vías urinarias. El rábano silvestre mudo con miel es también un remedio contra la tos de efectos expectorantes intensos.

Amargo y reforzante

Corteza de quina:

La corteza de quina es una sustancia amarga vigorosa y fortalecedora que se utiliza, sobre todo, para la recuperación de los estados de agotamiento y contra la fiebre de larga duración. La quinina, uno de sus componentes, se emplea de modo ocasional también como preventivo para la malaria. En caso de fiebre, cefalea y dolor de las extremidades, intente conseguir alivio alternándolo con una tisana sudorativa:

❏ 1 cucharadita de la corteza para 1 taza de agua como infusión, beber 2 veces al día 1 taza antes de las comidas, duración del tratamiento 3 días.

Ajenjo:

El ajenjo tiene una acción general de aumento de las fuerzas.

❏ De manera especial en caso de infecciones de larga duración deberá tomarse, como complemento a otras tisanas reforzantes de las defensas y la vitamina C, 1 taza muy caliente 2 o 3 veces al día antes de las comidas. 1 cucharadita de la hierba en 1 taza de agua como infusión. La tisana debe beberse lo más caliente que se pueda.

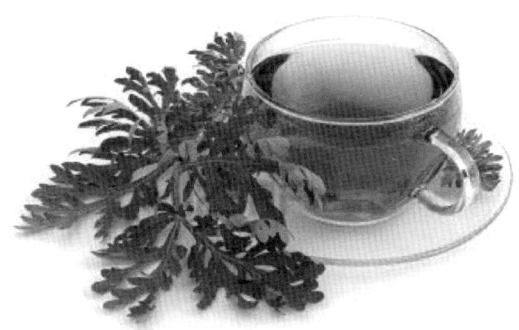

Ácido acetilsalicílico, remedio maravilloso

La ulmaria y la corteza de sauce tienen en común un principio activo útil contra muchos enfriamientos, el glucósido salicina. Después de que a finales del pasado siglo se pudiera sintetizar la salicina a partir de la corteza del sauce blanco, comenzó la marcha triunfal del ácido acetilsalicílico como parte de la aspirina y de medicamentos análogos que se utilizan hoy para aliviar los dolores, inhibir la inflamación y bajar la fiebre en numerosas dolencias.

Analgésico y antipirético

Ulmaria:

Las flores y las hojas de la ulmaria tienen un efecto algo más débil que la corteza de sauce. Se utilizan sobre todo en mezclas depurativas de la sangre para las afecciones reumáticas, puesto que no solo son analgésicas sino que tienen también un efecto diurético y sudorativo:
- ❏ 1 cucharadita para 1 taza como infusión, 1 taza de 2 a 3 veces diarias.

Corteza de sauce:

La corteza de sauce es la más fuerte de las plantas medicinales que contienen salicina. Es antipirética, antiinflamatoria y analgésica. La corteza tiene al mismo tiempo un efecto deshidrantante y sudorativo y está indicada también para las mezclas contra las afecciones reumáticas y la gota. En caso de fiebre, cefalea y dolores intensos en las extremidades, puede intentar la combinación de una tisana sudorativa y corteza de sauce:

❏ 1 cucharadita de la corteza y 1 cucharadita de la tisana elegida para 1 taza de agua como infusión, dejar reposar durante 10 minutos, tomar 1 taza 2 o 3 veces al día.

Mezclas

Ingredientes: Flores de saúco, flores de tilo.

❏ 2 cucharaditas para 1 taza de agua como infusión, beber 1 taza varias veces al día, endulzándola con miel al gusto. Para el mismo fin puede preparar una tisana con solo una de las dos plantas. Para conseguir un empujón adicional con las defensas, añada a 1 cucharadita de la anterior mezcla 1 cucharadita de berros o de capuchina para 1 taza de agua como infusión, beber 3 veces al día.

Ingredientes: 30 g de flores de malva, 30 g de flores de tilo, 30 g de flores de manzanilla.

❏ 2 cucharaditas para 1 taza como infusión, de 2 a 3 tazas dianas. Alterne esta tisana de flores, que alivia las irritaciones, con la anterior.

Ingredientes: Corteza de sauce, raíz de genciana.

❏ 1 cucharadita para 1 taza de agua como infusión, dejar reposar durante 5 minutos y beber a sorbos de 1 a 2 tazas diarias, según haga falta. Alternar esta tisana analgésica con una diaforética. No es adecuada para personas con el estómago delicado.

Flores de saúco, flores de tilo, ulmaria, flores de primavera.

❏ 2 cucharaditas para 1 taza de agua como infusión, dejar reposar durante 10 minutos y tomar 1 taza de esta mezcla hasta 4 veces al día.

Ingredientes: 40 g de escaramujos, 20 g de flores de manzanilla, 20 g de flores de tilo, 20 g de flores de melisa.

❏ 2 cucharaditas para 1 taza como infusión, dejar reposar tapado durante 15 minutos. Tomar a sorbos varias veces al día 1 taza. Esta tisana puede beberse también en grandes cantidades para compensar una pérdida de líquidos.

Agua de cebada y miel

- Cocer 50 g de cebada en 2 litros de agua hasta que el líquido se haya evaporado hasta la mitad. Añadir 2 cucharadas de miel, dejar enfriar hasta temperatura ambiente y añadir después el zumo de 1 limón.

Ingredientes: 30 g de flores de saúco, 25 g de tomillo, 25 g de corteza de sauce, 10 g de flores de malva

- Verter 1 taza de agua hirviendo sobre 1 cucharada y dejar reposar durante 10 minutos. Tomar varias veces al día 1 taza de la tisana caliente o muy caliente y recién preparada.

Ingredientes: 30 g de flores de tilo, 30 g de flores de saúco, 20 g de corteza de sauce, 10 g de ulmaria, 10 g de escaramujos.

- 2 cucharaditas de la mezcla para 1 taza de agua como infusión, beber 3 o 4 veces al día 1 taza después de comer algo, endulzándola al gusto con miel. Si la fiebre, el dolor de cabeza o el dolor en los miembros no cesan, se puede utilizar como complemento durante 3 días algunas de las siguientes tisanas vigorizantes pero de sabor amargo:

Ajenjo eupatorio

- 2 cucharaditas para 1 taza de agua como infusión, de 2 a 3 tazas diarias.

Tisana de corteza de quina

- Media cucharadita como decocción, beber a sorbos 2 tazas calientes al día.

Puede suceder en ocasiones que las dolencias febriles agudas sean persistentes. Eso significa que las bacterias se han asentado entonces en los bronquios, los senos paranasales o la garganta y resisten tenazmente al sistema de las defensas de nuestro cuerpo. (¡En este caso es necesario pedir asesoramiento terapéutico!) De vez en cuando es útil una de las siguientes tisanas estimulantes del flujo linfático, que ponen en marcha nuestro sistema inmunitario:

Ingredientes: 10 g de raíz de rubdeckia, 10 g de raíz y hierba de diente de león, 10 g de frutos de cardo mariano, 10 g de eupatorio, 10 g de bayas de enebro o 10 g de milenrama, 10 g de hojas y flores de malva, 10 g de flores de gordolobo, 10 g de frutos de castaño de Indias, 5 g de ruda de jardín, 5 g de trébol de olor.

❏ 1 cucharadita de la mezcla para 1 taza como infusión, dejar reposar durante 15 minutos, tomar de 2 a 3 veces diarias 1 taza, de 2 a 3 semanas. Esta tisana puede alternarla también con una infusión de flores de caléndula. Estimula igualmente el flujo linfático. Tome durante 2 semanas 2 tazas diarias de la tisana de flores de caléndula y el "té linfático".

Ingredientes: Raíz y hierba de diente de león, milenrama, rubdeckia, frutos de cardo mariano, trébol real.

❏ 1 cucharadita para 1 taza como infusión, tomar durante 2 semanas 2 veces al día 1 taza.

Las tisanas siguientes son convenientes para el refortalecimiento en las enfermedades crónicas y prolongadas, así como para después de haber superado infecciones.

Ingredientes: Raíz de rubdeckia, ajenjo, hojas de menta piperita.

❏ 2 cucharaditas para 1 taza como infusión, dejar reposar durante 15 minutos y beber a sorbos durante 2 semanas 2 tazas calientes todos los días antes de las comidas.

Ingredientes: Flores de tilo, corteza de sauce, manzanilla, equiseto menor.

❑ 2 cucharaditas para 1 taza como infusión, dejar reposar durante 10 minutos. Tomar de 2 a 3 tazas al día.

Ingredientes: 30 g de menta piperita, 30 g de raíz de genciana, 10 g de ajenjo.

❑ 2 cucharaditas para 1 taza de agua como infusión, beber 1 taza 3 veces al día.

Ingredientes: 30 g hojas de menta piperita, 30 g de flores de primavera, 30 g de flores de malva.

❑ Poner 1 taza de agua fría sobre 2 o 3 cucharaditas, llevar a ebullición y colarlo. Beber 3 tazas al día.

Ingredientes: Flores de tilo valeriana, albahaca, raíz de genciana.

❑ 2 cucharaditas para 1 taza de agua como infusión, dejar reposar durante 10 minutos. Tomar a pequeños sorbos 3 tazas de la mezcla distribuidas a lo largo del día.

El aporte de vitamina C puede mejorarse mediante zumos de grosellas negras y de bayas de saúco. Diluido con agua

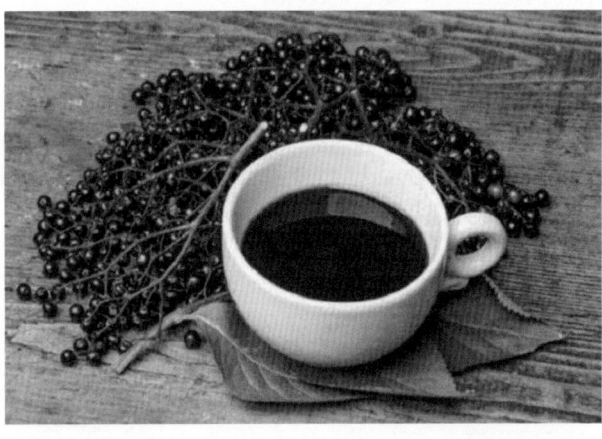

hirviendo, el zumo de grosellas negras es un buen remedio al comienzo de un resfriado, incluso para niños.

También puede conseguir simplemente polvo de ácido ascórbico, una vitamina C pulverizada que se adquiere en farmacias. Tomar de 2 a 5 gramos distribuidos a lo largo del día, pues lo que sobre el propio cuerpo lo eliminara. En caso de producirse una ligera diarrea, reduzca la dosis. Las personas con las mucosas sensibles toleran mal el polvo, por lo que deberán tomar la vitamina C en forma de pequeñas cantidades de zumo y de alimentos consumidos con frecuencia, que resulta mucho más tolerable. Pruebe con pimiento crudo, acerolos, frutos de agracejo, escaramujos, cítricos, kiwis, perejil y col cruda.

También es recomendable tomar extracto de rubdeckia. En los establecimientos especializados puede obtenerse una amplia gama de preparados que contengan equinacina. La remolacha roja tiene, igualmente, un ligero efecto fortalecedor que aumenta las defensas corporales y que se debe a la presencia de betanina, un pigmento rojo perteneciente al grupo de los flavonoides. Las remolachas rojas pueden tomarse en forma de ensalada o como zumo, que se adquiere en establecimientos de dietética (de medio a 1 litro diario).

La raíz de eleuterokok, llamado también raíz de la taiga o ginseng ruso, está indicada para el comienzo de un enfriamiento. No es habitual emplearla en tisanas y los preparados pueden adquirirse en comercios especializados.

Afecciones ginecológicas

Ginecología

En la medicina ginecológica se emplean plantas medicinales que alivian las dolencias relacionadas con los procesos hormonales de la menstruación o que tienen un origen nervioso, tales como regla dolorosa y trastornos premenstruales y menopáusicos. El empleo de tisanas dentro de este contexto exige paciencia, puesto que la que se recomiende como cura debe tomarse a lo largo de un período prolongado.

Antes de proceder al autotratamiento es imprescindible constatar, mediante una exploración ginecológica, que no existe una causa orgánica para estos trastornos.

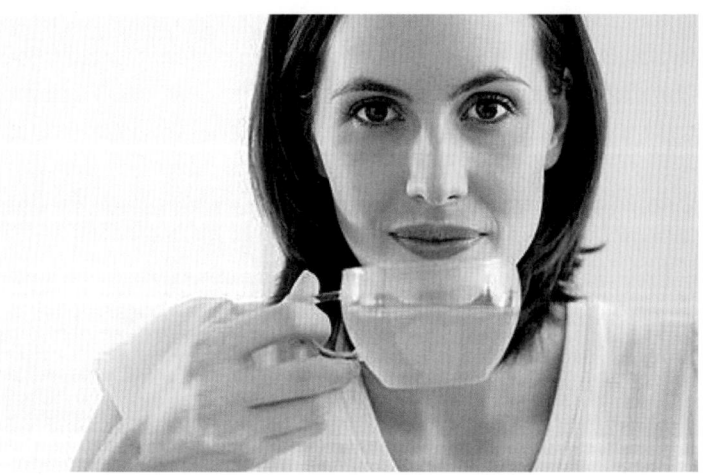

Regla dolorosa

Cuando las mujeres padecen intensos dolores poco antes de la menstruación, o en el curso de esta, puede haber distintas causas. Hay razones tanto de tipo orgánico, como por ejemplo una matriz demasiado pequeña o excesivamente plegada, como también hormonales o psíquicas. Así, unas determinadas circunstancias vitales percibidas como perturbadoras pueden influir de manera negativa sobre el curso de la menstruación. El dolor va desde una desagradable sensación de opresión con molestias que se prolongan hacia la espalda hasta intensos espasmos, parecidos a los de un cólico, acompañados de malestar, dolor de cabeza y humor depresivo.

Síndrome premenstrual

Este fenómeno que padecen las mujeres antes de iniciarse la hemorragia menstrual (premenstrual), con perturbaciones más o menos intensas sobre el bienestar, apenas fue objeto de atención por parte de los médicos durante mucho tiempo. Solo desde hace algunos años ha recibido un nombre y se ha intentado encontrar las causas.

Algunas mujeres apenas se ven afectadas, otras se quejan una o dos semanas antes del inicio de la menstruación de trastornos de tipo depresivo, irritabilidad, sensación de tensión en las mamas y acumulación de líquido en las manos y las pantorrillas. Muchas de las cosas que normalmente se hacen sin ningún esfuerzo, cuestan un enorme trabajo durante este período. Los problemas se hacen mayores, parece perderse la capacidad de disfrutar y la alegría de vivir.

A menudo también resultan afectados la pareja y los restantes miembros de la familia. Se ha podido constatar que los medicamentos solo proporcionan una ayuda parcial (prescindiendo de los efectos que la toma de tales medicamentos pueda tener sobre el propio cuerpo). Mucho más prometedora es una combinación de métodos, entre los cuales se incluye el uso de plantas medicinales.

Plantas medicinales para las molestias de la menstruación

Para aliviar las modificaciones físicas, psíquicas y emocionales que pueden aparecer en el periodo previo a la menstruación y en el curso de la misma, resultan de utilidad, entre otras, las siguientes plantas medicinales:

Cimifuga:

La cimicifuga puede emplearse para el síndrome premenstrual.

Alquimila:

La alquimila se utiliza para los trastornos de la menopausia y en las perturbaciones de la menstruación y del metabolismo.

Lo que puede hacerse

- Concédase reposo (incluso en la cama) y relajación.
- Aplace citas importantes.
- El aire fresco sienta bien.
- Aliméntese de una manera equilibrada y rica en vitaminas.
- Evite la cafeína y la nicotina.
- Evite las actividades físicas agotadoras.

Argentina:

Las hojas de argentina son un remedio muy antiguo contra los dolores de vientre provocados por la menstruación.

Ginseng:

El ginseng contiene saponinas esteroides, que tienen un efecto de equilibrio hormonal y que de este modo pueden aliviar los dolores de la menstruación.

Flores de manzanilla:

Las flores de manzanilla son una excelente ayuda para aliviar los espasmos producidos antes y durante la menstruación y en caso de hemorragias demasiado intensas.

Frutos de pimentero falso:

Los frutos del pimentero falso se utilizaron antiguamente también como afrodisiaco. Intervienen en el equilibrio hormonal y tienen un efecto regulador sobre los procesos del ciclo. La preparación en forma de tisana no es habitual. Con su uso se producen de modo ocasional hemorragias intermedias o reglas más intensas.

> ➡ Ya que el pimentero falso ejerce una influencia intensa sobre las hormonas, no deberá utilizarse con chicas jóvenes.

Milenrama:

La milenrama no solo tiene un efecto antiespasmódico y tranquilizante sino también hemostático, lo que es importante para el caso de las hemorragias muy intensas.

Ortiga muerta:

Las flores de la ortiga muerta, o blanca, se emplean como planta medicinal equilibradora en mezclas para tisanas contra las más diversas dolencias de la menstruación, así como contra el flujo blanco.

Tisanas para aliviar las dolencias más leves de la menstruación

Ingredientes: Verbena, flores de manzanilla, hojas de romero.
- 1 cucharadita para 1 taza de agua como infusión, dejar reposar durante 10 minutos, colar. En caso de necesidad aguda, se beberán de 2 a 3 tazas dianas de esta mezcla.

Ingredientes: Equiseto menor, trigo sarraceno, milenrama.
- 1 cucharadita para 1 taza de agua como infusión, beber de 2 a 3 tazas diarias por espacio de 1 semana. Limitar al mismo tiempo el consumo de sal.

> ➡ No debe utilizarse cuando la causa de los problemas de la menstruación son afecciones cardíacas o renales.

Ingredientes: Marrubio, hipérico, centaura, tomillo.
- 1 a 2 cucharaditas para 1 taza como infusión, 1 taza por las mañanas y por las noches. Utilice esta mezcla para un tratamiento corto, de 2 a 3 meses, y en este tiempo el ciclo deberá regenerarse.

Ingredientes: Flores de manzanilla.
- 2 cucharaditas para 1 taza como infusión, dejar de 5 a 10 minutos, colar y beber a sorbos 1 taza caliente varias veces al día.

Ingredientes: Milenrama.

❏ 2 cucharaditas para 1 taza de agua como infusión, dejar reposar durante 10 minutos, tomar 1 taza vanas veces al día. O bien, 3 veces al día 1 cucharada de jugo fresco.

Ingredientes: Argentina, hojas de melisa, hojas de menta piperita.

❏ 2 cucharaditas para 1 taza como infusión, en caso de necesidad beber a sorbos de 1 a 2 tazas.

Ingredientes: 60 g de argentina, 20 g de flores de ortiga muerta, 20 g de flores de manzanilla.

❏ 2 cucharaditas para 1 taza de agua como infusión, en caso de necesidad aguda beber cada día de 1 a 2 tazas.

Ingredientes: Zurrón de pastor.

❏ De 1 a 2 cucharaditas para 1 taza de agua como infusión, 2 tazas diarias desde 1 semana antes del comienzo de la regla. En total, utilizar durante 10 días.

Ingredientes: Violeta, equiseto menor, milenrama, flores de ortiga muerta,

❏ 1 cucharadita para 1 taza como infusión, dejar reposar durante 20 minutos. Desde 3 días antes del comienzo de la regla beber diariamente 4 tazas.

Ingredientes: 25 g de alquimia, 20 g de hojas de melisa, 15 g de hipérico, 15 g de milenrama, 15 g de flores de manzanilla.

❏ De 1 a 2 cucharaditas para 1 taza de agua como infusión, beber 2 tazas diarias durante 6 semanas, hacer después una pausa de 2 semanas y repetirlo, en total durante 6 meses.

Ingredientes: Zurrón de pastor, equiseto menor, milenrama, corteza de roble.

❏ 2 cucharaditas para 1 taza de agua como infusión, dejar reposar durante 20 minutos. Desde 3 días antes del comienzo de la regla hasta el final, beber 2 tazas diarias.

Mezclas de tisanas para regular el retraso en la menstruación

Ingredientes: Hojas de romero, hojas de sen, frutos de hinojo.
❏ Verter medio litro de agua hirviendo sobre 1 cucharada, dejar reposar durante 20 minutos y beber por las mañanas a sorbos y en ayunas, distribuyéndolo durante 1 hora. Comenzar de 5 a 8 días antes del comienzo de la menstruación. Utilizarlo como máximo durante 1 semana, ya que esta tisana tiene efectos laxantes.

Ingredientes: 30 g de hojas de romero, 30 g de hojas de melisa, 20 g de ruda de jardín, 20 g de flores de manzanilla.
❏ 1 cucharada para 1 taza como infusión, beber 2 tazas diarias a partir de 8 días antes del comienzo de la menstruación hasta que esta aparezca.

❏ De 1 a 2 cucharaditas para 1 taza como infusión, de 2 a 3 tazas diarias a partir de 1 semana antes de las hemorragias hasta su finalización. Esta mezcla ayuda cuando el periodo es doloroso, sobre todo en chicas jóvenes.

Tisanas y enjuagues para el flujo y las inflamaciones

Ingredientes: 30 g de flores de manzanilla, 20 g de alquimila, 20 g de milenrama, 10 g de ortiga muerta.
❏ De 1 a 2 cucharaditas para 1 taza como infusión, beber 2 tazas diarias durante 6 semanas. Para el enjuague, combinarlo con 20 g de hojas de nogal, que contienen taninos.

Ingredientes: 40 g de corteza de roble, 20 g de hojas de romero, 20 g de hojas de salvia, 20 g de milenrama.

❏ Decocer de 3 a 4 cucharadas de la mezcla con 1 litro de agua, lavar de 1 a 2 veces diarias, durante 1 semana.

Ingredientes: Flores de manzanilla hojas de salvia.

❏ Preparar una infusión de 3 cucharadas en 1 litro de agua para un enjuague.

Menopausia

La menopausia –el climaterio– que se produce entre los 45 y los 55 años de edad, supone en la vida de una mujer un periodo de cambios hormonales y psíquicos. Una época llega a su fin y comienza otra nueva. El tiempo de la fertilidad acaba. Disminuye la producción de estrógenos, los ovarios van perdiendo poco a poco actividad, desaparecen las hemorragias mensuales. Las mujeres que experimentan la menopausia como una pérdida, como un paso en dirección a la vejez y la muerte y que por ello se encuentran tremendamente inseguras en su papel como mujer, padecen con mayor frecuencia molestias durante el climaterio. Mejor lo llevan, en general, aquellas otras que consiguen enfrentarse de una manera positiva a esta nueva época y que son capaces también de desarrollar nuevas posibilidades.

Entre las molestias típicas están la irritabilidad, los sofocos, las depresiones, las dolencias cardíacas de tipo nervioso, los sudores repentinos, las cefaleas y el mareo. Aproximadamente un tercio de las mujeres no presenta ninguna molestia y otro tercio solo las padecen de manera ligera.

Tienen un efecto de alivio sobre todo las plantas medicinales de acción tranquilizante sobre el sistema nervioso: valeriana, melisa, flores de azahar y menta piperita. El hipérico está especialmente indicado para las tendencias depresivas. La raíz de ginseng equilibra cuando hay cambios de humor. Efectos similares a los de los estrógenos los poseen la cimicífuga de Norteamérica y la europea. Estas plantas pueden aliviar la intranquilidad, el nerviosismo y los sudores en caso de fuertes oscilaciones nerviosas de tipo psíquico que vayan ligadas a la menstruación y al climaterio. El efecto se produce al cabo de un tiempo prolongado, pero aun así estos preparados no deberán utilizarse durante más de medio año. Las hojas de salvia son excelentes para atenuar las fases de sudoración intensa que aparecen a menudo en la menopausia.

Los baños de hierbas alivian las molestias cotidianas

Los baños completos con equiseto menor o hipérico muestran una acción especialmente buena para las molestias del climaterio. Sin embargo, la temperatura del agua no deberá superar los 39 ºC. Al cabo de 20 minutos habrá que reposar en la cama por espacio de 30 minutos.

Mezclas para tisanas contra las dolencias cardíacas de tipo nervioso

Ingredientes: Hojas y flores de espino albar, hojas de melisa, agripalma.
❏ De 1 a 2 cucharaditas para 1 taza como infusión, de 2 a 3 tazas diarias en caso de necesidad aguda. Si al mismo tiempo se produce una intensa sudoración, sustituir el espino albar por hojas de salvia. Además, no deberá beberse té negro ni café.

Enfermedades y trastornos de la piel

Con una superficie total de uno y medio a dos metros cuadrados, la piel constituye la frontera de nuestro cuerpo frente al mundo exterior. Nos protege contra los agentes patógenos, los efectos extremos de la luz y de la temperatura y las lesiones de nuestro interior corporal tan sensible. Al mismo tiempo es un órgano de los sentidos.

Dotada de células sensibles a los estímulos (receptores), transmite al sistema nervioso central las percepciones más diversas. Junto con los nervios regula, como órgano excretor más importante, el equilibrio hídrico.

Enfermedades cutáneas como expresión de otros trastornos

Los trastornos producidos en órganos concretos o en funciones orgánicas pueden manifestarse a través de la piel. Los desequilibrios en los procesos metabólicos y en el sistema digestivo crean de este modo los requisitos necesarios para la aparición de eccemas y otras enfermedades cutáneas. El cuerpo sobrecargado de toxinas debe eliminar a través de la piel los residuos metabólicos. De manera similar a como sucede con las dolencias reumáticas, el tejido conjuntiva situado por debajo de la piel desempeña un papel importante. Las causas de los eccemas y de las dermatitis son múltiples y deben analizarse con cuidado. No es raro que intervenga una reacción alérgica: contra pelos de animales, polvo doméstico, lana o fibras sintéticas o contra determinados alimentos tales como leche, huevos o trigo. Detrás de afecciones cutáneas perseverantes pueden ocultarse también enfermedades agudas como, por ejemplo, una diabetes. A menudo, el tratamiento de las enfermedades cutáneas es trabajoso y lento. En estos casos hay que consultar a un médico o un naturópata.

Plantas medicinales que actúan sobre la piel

Las plantas medicinales pueden dar alivio de formas muy diversas, por un lado en tratamientos externos como principio activo de apósitos o pomadas, por el otro mediante tisanas, que tienen un efecto estimulante y purificador del metabolismo o que depuran la sangre.

Con los eccemas crónicas muchas veces resulta de gran ayuda una tisana modificadora del metabolismo.

Acción externa

- Esporas de licopodio: Las esporas de licopodio tienen un efecto refrescante, analgésico y de alivio para el prurito. Se utilizan sobre todo en forma de polvo para eccemas y zonas de la piel afectadas de prurito.
- Raíz de malvavisco: El mucílago de la raíz de malvavisco se aplica a modo de capa protectora sobre las zonas de la piel sensibles e irritadas, que por debajo pueden curar con rapidez. Un apósito bien caliente con un extracto de raíz de malvavisco hace que un forúnculo o un carbunco maduren. Tome 2 cucharaditas de la raíz de malvavisco y vierta agua fría por encima. Dando vueltas de vez en cuando, al cabo de media hora se calienta. Se empapa bien con ello una compresa de gasa y se aplica sobre las zonas irritadas de la piel. Preparar un apósito varias veces al día.
- Corteza de roble: La corteza de roble, que contiene taninos, contrae la piel, tiene un efecto impermeabilizador y de este modo actúa protegiendo y aliviando la inflamación. Ya que la piel tolera muy bien los taninos de este árbol y no han de temerse irritaciones, la corteza de roble es un remedio muy apreciado en el tratamiento de todo tipo de eccemas húmedos, aunque también para las hemorroides inflamatorias: cocer durante 15 minutos de 1 a 2 cucharadas de la corteza desmenuzada con medio litro de agua, colar, dejar enfriar y utilizar

el liquido para apósitos. Exprimir cada vez el paño y empaparlo de nuevo. Las heridas en las nalgas de los bebés reaccionan igualmente de modo positivo a este tratamiento.

❏ Margarita común: La margarita común se emplea en mezclas para tisanas estimulantes del metabolismo, para apósitos contra las heridas que se curan mal y para humedecer los exantemas cutáneos inflamados: 2 cucharaditas para 1 taza de agua, dejar reposar durante 10 minutos y al final dejarlo enfriar.

❏ Raíz de Hamamelis: La corteza de Hamamelis es un remedio para cerrar zonas abiertas de la piel y poros excesivamente grandes. Se utiliza la tisana o la tintura diluida. Como tisana: 1 cucharadita de la corteza en 1 taza de agua, dejarlo cocer durante 15 minutos.

❏ Hipérico: El hipérico, en especial, se emplea como remedio antiinflamatorio para las dermatitis, en las heridas pequeñas y contra las quemaduras. Debido a su color rojo, el aceite de esta planta recibe en algunos lugares el nombre de "aceite rojo". Es un remedio acreditado contra los pezones irritados o agrietados en las mujeres que están amamantando.

❏ Flores de manzanilla: La tisana antiinflamatoria de la manzanilla se usa en apósitos. Las flores pueden utilizarse en especial contra las inflamaciones rebeldes. También dan alivio en los exantemas de tipo alérgico. Los apósitos de manzanilla son muy apropiados también para las ulceraciones. Para preparar una infusión ponga 2 cucharaditas para 1 taza, déjelo reposar durante 10 minutos. En caso de síntomas inflamatorios intensos se recomienda mezclar la infusión de manzanilla con una decocción de corteza de roble. En ocasiones, especialmente entre los alérgicos contra las plantas de la familia de las Compuestas, la piel no tolera la manzanilla y se hita.

❏ Lino: El aceite de lino, el obtenido de las semillas de esta planta, puede aliviar exantemas cutáneos secos, el herpes zóster doloroso y los focos residuales de psoriasis.

❏ Malva: Pueden utilizarse tanto las flores como las hojas de la malva silvestre y también de otras especies del mismo género (por ejemplo la malvilla) para preparar una tisana calmante para apósitos: 1 cucharada para 1 litro de agua, cocer durante 10 minutos.

❏ Flores de caléndula: Los apósitos con flores de caléndula tienen un efecto de alivio para las heridas frescas o de difícil curación, así como para las inflamaciones en el lecho de las uñas o las dermatitis. Para un apósito ponga de 1 a 2 cucharaditas de la flor como infusión, dejando reposar durante 10 minutos, colándolo después y dejando enfriar. Colocar varias veces al día los apósitos. La pomada de flores de caléndula también puede curar zonas abiertas.

❏ Raíz de jabonera: La decocción de raíz de jabonera se utiliza a menudo para apósitos cutáneos. Se ha observado también un efecto antihongos de las saponinas de esta planta. Verter 1 taza de agua fría sobre 2 cucharaditas y dejar reposar en frío durante 5 horas, llevar después hasta ebullición y exprimirlo bien. Se recomienda también mezclarlo con una infusión de manzanilla.

Acción interna

❏ Equiseto menor o equiseto común: Los equisetos están indicados para la depuración de la sangre y debido al ácido silícico que contienen, también son útiles para regenerar tejidos. En tisana deberá tomarse durante un período prolongado: sobre 1 o 2 cucharaditas de la planta se vierte 1 taza de agua cuando da el primer hervor, después de media hora se cuela. Beber 3 tazas diarias de 2 a 4 semanas.

❏ Varas de dulcamara: Las varas de dulcamara actúan sobre el metabolismo, por lo que pueden utilizarse en todas las enfermedades cutáneas crónicas donde se suponga que existe una relación con trastornos metabólicos –por ejemplo para los eccemas crónicos y la psoriasis–. Las varas se utilizan también en el tratamiento del reúma. Las varas de dulcamara contienen sustancias que en dosis altas pueden provocar intoxicaciones. Antes de la utilización en forma de tisana deberá buscarse un asesoramiento profesional.

- Vainas de judía: Las vainas de judía son adecuadas para la depuración de la sangre. Calentar en agua fría 2 cucharaditas, dejar cocer de 3 a 5 minutos, beber 1 taza de 2 a 3 veces diarias durante 2 semanas.
- Escrofularia: Especialmente para enfermedades cutáneas como el acné, la escrofularia es útil como cura de 4 a 8 semanas. Los efectos son mejores en una mezcla a partes iguales con violeta. Se pone 1 cucharadita de la planta o de la mezcla para 1 taza de agua como infusión, se deja reposar durante 10 minutos y se toma a sorbos 1 taza 2 veces al día. La tisana también está indicada para uso externo.
- Alquimila: La alquimila es adecuada para el tratamiento de las impurezas de la piel. Calentar hasta la ebullición 2 cucharaditas para 1 taza de agua y dejar reposar durante 10 minutos. Beber 1 taza 2 o 3 veces diarias. Más eficaz es todavía la mezcla de alquimila y violeta en partes iguales: 2 cucharaditas para 1 taza, prepararlo igual que la tisana de un único componente y beber 2 tazas al día durante 3 semanas.
- Zarzaparrilla alemana: La zarzaparrilla alemana sirve para depurar la sangre y cambiar el metabolismo: 2 cucharaditas de la raíz de la planta en 1 taza de agua fría se llevan a ebullición y se dejan reposar después durante 10 minutos. Beber de 2 a 3 tazas diarias durante 3 semanas. La zarzaparrilla alemana goza de una gran importancia en la medicina popular, no así por desgracia en la académica. El párroco Sebastian Kneipp recomendaba mucho esta planta medicinal.
- Zarzaparrilla: La raíz de zarzaparrilla es una planta medicinal con un gran contenido de saponina, que cambia el metabolismo y depura la sangre, y que se utiliza a menudo como tisana depurativa y en caso de enfermedades inflamatorias crónicas: verter 1 taza de agua fría sobre 1 o 2 cucharaditas, dejar reposar durante 10 horas. Beber 1 taza caliente 3 veces al día. También para el reúma articular y la gota puede probarse con esta tisana. De todas maneras, una dosis excesiva puede irritar el estómago y el intestino en las personas sensibles.

- Violeta: La hierba de la violeta silvestre puede emplearse para usos externos e internos. La violeta es eficaz en las más diversas enfermedades cutáneas y está particularmente indicada para los niños —como apósito para los eccemas de los lactantes y para las afecciones cutáneas descamantes como la costra láctea. Debido a su contenido en ácido salicílico se emplea también como acompañante en varias mezclas destinadas a aliviar pruritos o dolencias reumáticas (en especial cuando con el reúma se presentan al mismo tiempo manifestaciones cutáneas). Se emplean 2 cucharaditas para 1 taza como infusión para apósitos y en caso de eccema crónico, se bebe al mismo tiempo 1 taza por las mañanas y otra por las noches por espacio de 3 a 4 semanas. En uso externo con lactantes, para la infusión se emplea agua destilada. Empapar compresas de gasa con la tisana y aplicarlas. La violeta se tolera bien, aunque en un uso prolongado pueden aparecer exantemas.
- Hojas de nogal: Las hojas de nogal tienen un uso similar al de la violeta: para los eccemas crónicos y las enfermedades cutáneas de los niños. Calentar de 1 a 2 cucharaditas con 1 taza de agua y dejar que hierva durante 5 minutos. Lo mejor es que mezcle en partes iguales hojas de nogal y violeta, 2 cucharaditas para 1 taza como infusión. Con los niños se usará 1 cucharadita.
- Violeta de olor: La tisana de la violeta de olor se emplea lo mismo en uso externo para apósitos y lavados que en uso interno. Calentar 2 cucharaditas de la hierba con 1 taza de agua hasta que hierva y dejarlo reposar 5 minutos. Beber 1 taza de 2 a 3 veces al día.

Dolencias cutáneas y solución

Absceso:

Un absceso es una inflamación de origen bacteriano en la que se destruye el tejido, de tal manera que se forma una cavidad que se llena de pus. Siempre que la inflamación no sea excesivamente grande existen algunas posibilidades de abrir el absceso para que el pus fluya hacia el exterior.

❏ Decocción con semillas de lino molidas: dejar cocer a fuego lento durante 3 o 4 minutos 100 gramos de semillas de lino en medio litro de agua, ponerlas después en un saquito o envolverlas en un paño. Colocar sobre el absceso el apósito bien caliente varias veces al día por espacio de 30 minutos hasta que desaparezca y poner después encima una venda estéril. En caso de piel muy seca, añada a las semillas de lino calientes 1 cucharadita de aceite de oliva.

❏ También los apósitos de alholva están indicados para ablandar y hacer desaparecer abscesos, furúnculos y úlceras sólidas: mezclar 1 cucharadita de semillas de alholva molidas con agua hervida hasta formar una papilla espesa. Poner esta sobre un paño de lino o una gasa y aplicarlo en caliente. El agua tiene que estar hervida para que no puedan entrar gérmenes adicionales en la herida. Dejar puesto el apósito durante 20 minutos varias veces al día. A veces son posibles reacciones alérgicas de la piel.

❏ El aceite de tomillo tiene un efecto inhibidor de las inflamaciones: añadir 5 gotas del aceite esencial a 1 taza de agua hervida tibia y aplicarlo con una torunda sobre la parte del cuerpo afectada. También los apósitos refrescantes de árnica son de gran utilidad en caso de inflamación más intensa. Si no se forma ninguna abertura hacia el exterior, podrá ser necesario practicar un pequeño corte quirúrgico, que deberá realizar un profesional.

Acné:

El acné va ligado a menudo a cambios hormonales en la pubertad, aunque en edad más tardía suele acompañar también a problemas psíquicos. Otra de las posibles causas son las intolerancias de tipo alimentario. Las intolerancias a los alimentos se producen con frecuencia con la leche, los productos lácteos y los cereales. Como parte del tratamiento del acné deberá tener en cuenta una dieta rica en bases, es decir, tomar en abundancia hortalizas y ensaladas, en especial zanahorias, mucha fruta y pocas grasas, dulces; alcohol, embutidos, carne, té y café. Para limpiar los poros:

❏ Tome un baño de vapor facial cada día de 5 a 10 minutos de duración con una tisana caliente de manzanilla, lavanda o milenrama. Añada para ello 1 cucharada colmada de la planta correspondiente a 1 litro de agua hirviendo. Secar después con cuidado empleando algodón y, por último, aplicar sobre los poros un agua de rosas o de flores de saúco vitalizantes. También están indicados el destilado de hamamelis o la tisana de caléndula. Para la limpieza del rostro no deberán utilizarse jabones normales. Pruebe también con una tisana de milenrama (2 cucharaditas para 1 taza de agua como infusión, dejar reposar 10 minutos) para limpiar. Aplicar con cuidado mediante una torunda la tisana tibia sobre las zonas de acné.

❏ Los frutos de pimentero falso resultan especialmente indicados para las mujeres debido a su efecto similar al de los estrógenos. Es necesario utilizarlos en forma de cura. Hay preparados que pueden obtenerse en el comercio especializado. Utilizar solo después de consultar con el médico. Aceite de lavanda y almendras: mezclar 5 gotas de aceite de lavanda con 1 cucharada de aceite de almendras, aplicarlo 2 veces al día con cuidado sobre las zonas de acné.

❏ Vinagre de lavanda y árnica: poner en una botella de vinagre de manzana 20 gramos de flores de lavanda y 10 gramos de flores de árnica y dejar la mezcla al sol durante 2 semanas, agitando bien por la mañana y por la noche. Colar después el líquido y guardarlo en una botella oscura provista de un buen cierre. Aplicarlo con una torunda de algodón sobre las zonas de acné o añadir un chorro del vinagre de hierbas al agua de lavado.

❏ La tisana de violetas da buenos resultados en los lavados de rostro: 2 cucharaditas por taza de agua como infusión y dejarlo reposar durante 10 minutos. También el uso interno sirve para reforzar el tratamiento del acné: beber 3 tazas diarias.
❏ Los lavados con una tisana tibia de margarita común (2 cucharaditas en 1 taza de agua como infusión) resultan también a veces de gran utilidad.
❏ Aceite del árbol del té: aplicar algunas gotas (diluidas en agua) sobre las zonas de acné. Sin embargo, pueden producirse irritaciones en la piel.

Eccema:

En el caso de eccemas húmedos sirven de ayuda los fomentos y apósitos húmedos. Alivian el prurito, ablandan las costras, inhiben la inflamación y se utilizan hasta que la inflamación aguda y la supuración hayan desaparecido. Se puede pasar después a una pasta y finalmente a una crema. Es importante que coloque los apósitos húmedos sin apretar y permitiendo el paso del aire y no tapar el eccema con un material impermeable al aire. Utilice paños de lino limpios, gasas o paños de limpieza bien absorbentes. Cambie los apósitos en cuanto que se sequen y calienten. A menudo sucede así al cabo de unos 10 o 15 minutos. Los apósitos deberán aplicarse 3 veces al día, dejando en los períodos intermedios compresas húmeda contra los eccemas húmedos son la corteza de roble que contiene taninos y la malva silvestre que contiene mucílagos. Debido a sus propiedades antiinflamatorias también puede utilizarse la infusión de manzanilla. Sin embargo, en ocasiones tiene un efecto irritante. Los fitoterapeutas consideran la corteza de roble como la especie de primera elección. En el caso de las inflamaciones persistentes pueden alternarse los apósitos de corteza de roble y de flores de manzanilla.

Contra los eccemas secos resultan eficaces sobre todo los alquitranes vegetales: de pino, abedul, haya y enebro. Se aplican con un pincel, lo mismo que la pasta de cinc muy concentrada. El empleo no resulta sencillo y deben hacerlo manos expertas.

Furúnculo:

Los furúnculos se tratan exactamente igual que los abscesos. Con frecuencia deben abrirse para que el pus pueda fluir al exterior. Se trata de la inflamación de una glándula sebácea o de un folículo piloso. Si alguien padece con frecuencia furúnculos es recomendable que tome tisanas depurativas de la sangre que cambien el metabolismo.

Herpes zóster:

El herpes zóster se debe a un virus que invade los nervios, por lo que no se trata de una enfermedad cutánea en sentido estricto. Se producen ampollas en la piel enrojecida e intensas neuralgias, principalmente en el rostro o en la parte superior del cuerpo. Lo mismo que sucede con todas las enfermedades víricas, es importante estimular el sistema inmunitario.

Tisanas modificadoras del metabolismo para los furúnculos

Ortiga, raíz y planta de diente de león, escaramujos, corteza de arraclán, anises.

❏ 2 cucharaditas para 1 taza de agua como infusión, dejar reposar durante 20 minutos y beber 1 taza por la mañana y por la noche durante 1 semana. No debe emplearse durante un periodo más prolongado, ya que la corteza de arraclán es purgante.

Como acompañamiento al tratamiento deberá reforzarse también el sistema nervioso. Para este fin son útiles en particular la tisana de hipérico (1 cucharadita para 1 taza de agua como infusión, beber 1 taza 2 o 3 veces al día) y el té de avena verde (cocer 1 cucharada con 3 tazas de agua durante 20 minutos a fuego medio, beber el líquido resultante distribuyéndolo a lo largo de todo el día). El té de avena no solo es reforzante sino que contribuye también a deshidratar.

Herpes:

El herpes simplex es una infección vírica que puede presentarse cuando el sistema inmunológico se debilita, por ejemplo a causa de una gripe, un enfriamiento, trastornos gastrointestinales o el comienzo de la menstruación. Aparece sobre todo en los labios, pero también puede hacerlo en la región genital dando lugar a la formación de ampollas con escozor y picor. Las recaídas son frecuentes. Para el necesario fortalecimiento de las propias defensas corporales está indicada, por ejemplo, la equinacina. Muchas veces resulta eficaz aplicar con un algodón una tisana de caléndula (2 cucharaditas para 1 taza de agua como infusión). También vale la pena probar con pomadas de hojas de melisa o rubdeckia.

Prurito:

Para el tratamiento de un molesto prurito sirven muchas veces las compresas empapadas en una decocción de corteza de roble, además de polvo de esporas de licopodio y el aceite esencial de tomillo o de menta piperita. Ninguno de los dos aceites deberá utilizarse sobre piel inflamada, lo mismo que tampoco con niños pequeños puesto que son muy irritantes.

Más suaves para la piel son los dos principios activos en forma de pomada. Con frecuencia, también los baños de paja de avena (100 gramos para 2 litros de agua como infusión, después añadirlo al baño completo) alivian. Se recomienda igualmente lavar la piel con una infusión de cicutaria: 2 cucharadas para 1 litro de agua. El aceite de menta y el aceite de tomillo resultan especialmente eficaces para el prurito provocado por un hongo, aunque también es útil el aceite de clavel, lo mismo que el ajo, que puede aplastarlo directamente sobre la zona pruritosa. Para resguardar la piel, no debería ducharse todos los días y prescindir incluso del jabón.

Neurodermitis:

En caso de neurodermitis, pruebe con aceite de borraja o de hierba del asno. La borraja tiene un efecto similar al de la hierba del asno pero es más barata. Estos aceites inhiben los procesos alérgicos. En el comercio especializado pueden encontrarse más preparados. Beba al mismo tiempo una tisana de flores de caléndula (de 1 a 2 cucharaditas para 1 taza como infusión de 6 minutos, de 2 a 3 tazas diarias) o una tisana que estimule el metabolismo. Para uso externo puede utilizar una tisana o una pomada de caléndula, que reducen la inflamación y curan las zonas heridas.

Enfermedades causadas por hongos

Las micosis, enfermedades causadas por hongos, no solo afectan a los pies y a las uñas de los pies sino también a la piel y a las mucosas. Por lo general no es suficiente con guardar la higiene y utilizar pomadas antihongos para evitar una recaída. Los hongos prosperan en particular cuando nuestro sistema inmunológico está debilitado, por ejemplo a causa de infecciones, diabetes, antibióticos, con la toma de la pastilla anticonceptiva y si la alimentación está desequilibrada. Es importante reforzar el sistema inmunológico y cuidar la piel de tal manera que recupere sus fuerzas de defensa naturales. Una piel intacta forma una pared protectora contra la entrada de agentes patógenos y no es adecuada para que los hongos la colonicen. Por ese motivo, evite los jabones demasiado fuertes. El empleo constante de productos con alcohol sobre la piel daña igualmente la capa protectora natural. A continuación algunos consejos:

❏ Contra el afta bucal pruebe a enjuagarse de 2 a 3 veces diarias con una tisana de tomillo y flores de caléndula. Dos cucharadas de la mezcla de tomillo y de flores de caléndula en partes iguales para 1 taza de agua como infusión, dejar reposar durante 10 minutos. Una vez enfriada la tisana, reforzarla con 1 o 2 gotas del aceite esencial de tomillo, dependiendo de la tolerancia de cada uno.

❏ En caso de hongos en los pies, debe poner cuidado con la higiene, cambiando todos los días de calcetines o medias y siguiendo, durante al menos 1 semana, 2 o 3 veces diarias después del lavado de pies, una de las siguientes medidas: frotar sobre las zonas afectadas zumo de limón puro recién exprimido y dejarlo secar al aire; rociar ligeramente sobre las zonas con hongos los aceites esenciales sin diluir de limón, árbol del té, tomillo o 1 mirra (cada uno de manera alternativa durante al menos una semana); tintura de equinácea o de caléndula; manzanilla como infusión (3 cucharaditas por taza) o tintura.

❏ El ajo puede mantener a raya las infecciones de hongos del intestino y de la piel. En el caso de hongos en la piel, frote las zonas afectadas con el jugo de un diente de ajo. En caso de infección con hongos en el intestino hay que masticar diariamente al menos 3 o 5 dientes de ajo durante varias semanas, siguiendo al mismo tiempo una estricta dieta antihongos.

Psoriasis:

La psoriasis suele ser resistente y difícil de tratar. Como posibles desencadenantes están un shock, el estrés, las alergias alimentarias o una dieta errónea. Entre las plantas medicinales de más renombre contra esta afección está la manzanilla sudamericana: 1 cucharada de la raíz se deja en remojo con 1 litro de agua durante la noche y a la mañana siguiente se cuece durante 20 minutos. Colar y beber de inmediato la mitad, dejando la otra mitad para tomarla en frío por la noche. Seguir el mismo procedimiento durante 3 semanas. Sin embargo, la tisana de zarzaparrilla puede irritar el estómago de las personas delicadas y, en particular, si se toma en dosis excesivas. En uso externo también alivia el aceite de lino al que se añada aceite de hipérico al 2%.

Hiperhidrosis de los pies:

En caso de sudor excesivo de los pies, lávelos por la mañana y por la noche con una decocción de corteza de roble, que es muy astringente, y déjelos secar al aire. Para ello, ponga 2 cucharadas de la corteza en 1 litro de agua fría, que después calentará y dejará cocer a fuego lento por espacio de 20 mi-

nutos: Una vez frío, añadir 10 g de flores de caléndula y dejar reposar todo durante 12 horas, para después colarlo. Esta medida también es útil para las manos sudorosas. Mejor son los baños de pies por las mañanas y por la noche (de unos 10 a 15 minutos de duración). Cueza 3 litros de agua durante 20 minutos con 6 a 8 cucharadas de la siguiente mezcla: 80 g de corteza de roble, 50 g de tomillo, 40 g de hojas de nogal, 30 g de corteza de sauce, 20 g de hojas de eucalipto.

Después de lavar y secar, espolvorear con: 1 raíz de lirio pulverizada, 100 g de polvos de talco 20 g de tomillo, 20 g de almidón de maíz.

Contra el olor es eficaz: poner 1 kilogramo de espinacas en un poco de agua, cocer durante 5 minutos, triturarlo hasta formar un puré y dejar la masa actuar sobre los pies durante media hora. Lavar con agua tibia y dar al final un baño de pies con zumo de limón o cebolla.

Sudor:

El sudor no debería reprimirse puesto que sirve para la autorregulación de nuestro cuerpo. Para las personas que por naturaleza sudan copiosamente es útil muchas veces disponer de un remedio que les ayude si tienen una cita profesional, para no aparecer con el rostro las manos sudorosos.

Como prevención beba una tisana de hojas de salvia: 2 cucharaditas para 1 taza como infusión, 1 taza 3 veces al día.

Mejor aún: 1 cucharadita de la mezcla de hisopo y hojas de salvia a partes iguales por taza de agua como infusión, beber 1 taza por las mañanas y por las noches.

Verrugas:

Contra las verrugas sirve muchas veces el jugo fresco de la celidonia mayor, o hierba verruguera. Es importante utilizar el jugo recién preparado de la planta. Aplicar sobre la verruga y dejar que se seque, sin lavar. Deberá emplearse esta cura todos los días durante un período prolongado. Atención: ¡Según la dosis y en uso interno, la celidonia mayor es venenosa! Por ese motivo, después de emplearla hay que lavarse bien las manos. También habría que probar salpicar la verruga con tintura de celidonia mayor, aunque tiene un efecto menos intenso que el jugo fresco de la planta.

Al parecer, aplicando con un pincel tintura del árbol de la vida (Thuja) por las mañanas y por las noches durante varias semanas, las verrugas pequeñas pueden desaparecer por completo.

También son recomendables láminas delgadas de ajo y hojas desmenuzadas de licopodio como apósito, sobre todo para las verrugas de las manos.

El jugo fresco de flores de caléndula e higos (mejor todavía el látex de los higos todavía inmaduros) así como la esencia del árbol del té parecen dar a veces buenos resultados.

Heridas y lesiones

Uno de los remedios contra las heridas mejores y también más conocidos es la árnica. Las flores tienen un efecto antiinflamatorio y desentumecedor y se emplean para las heridas mal curadas, los hematomas, las contusiones, las distensiones y las dislocaciones.

Para ello se aplican los siguientes apósitos de tintura de árnica o tisana de árnica:

❏ 1 cucharada de tintura en medio litro de agua o 1 cucharada de flores para 2 tazas de agua como infusión, dejar reposar durante 10 minutos. Puesto que pueden producirse alergias de contacto, en especial si se utiliza en abundancia, esta planta medicinal de tan excelentes resultados deberá emplearse con cuidado y en dosis moderadas.

Asimismo una excelente vulneraria es la caléndula, si bien su efecto es algo menos intenso que el de la árnica o la rubdeckia. Las flores de la caléndula actúan igualmente sobre el sistema linfático. Para los apósitos se emplea bien 1 cucharada de flores en medio litro de agua como decocción de 3 minutos o bien 2 cucharaditas para 1 taza de agua como infusión.

❏ Para las heridas menores y las quemaduras son útiles las compresas de gasa con aceite de hipérico: empapar la compresa con el aceite de hipérico y colocarla lo mismo que un vendaje con pomada. También para las afecciones varicosas y cuando hay tendencia a la formación de úlceras se recomienda frotar con frecuencia las piernas con este aceite. A continuación se pondrán las piernas en alto.

❏ En el caso de las heridas que curan muy mal y aquellas otras que apenas responden a otros remedios, con frecuencia sirven de ayuda algunas gotas de extracto de rubdeckia o de su tintura diluida. Después de esta aplicación, se coloca un vendaje con pomada de zinc o de hamamelis. Al mismo tiempo, puede tomar también en uso interno el extracto de la planta.

❏ Una de las mejores plantas medicinales para cerrar la piel abierta es la hamamelis. Las hojas y la corteza se emplean en el tratamiento de las heridas, para las úlceras, contra el prurito y en el cuidado de la piel.

❏ Las primeras medidas contra los hematomas y las contusiones son apósitos helados que hacen que el hematoma no aumente de tama-

ño. Aplicar primero algo de tintura de árnica diluida (1 cucharada en 3 tazas de agua) o destilada de hamamelis.
❏ Para los cortes pequeños y las heridas abiertas sirve una limpieza con tintura de árnica, mirra o hipérico (añadir de 4 a 5 gotas al agua previamente hervida o preparar una tisana y emplearla en frío). Al final, colocar apósitos con compresas empapadas en tintura de árnica diluida. Para las astillas clavadas: limpiar la zona afectada y extraer la astilla, en caso necesario ablandando primero la piel con apósitos calientes de salvado o de malvavisco. La aguja que utilice para extraer la astilla deberá esterilizarla previamente pasándola por una llama. Aplicar finalmente algo de tintura de árnica para desinfectar y vendar la herida de manera estéril.
❏ Útil contra la picadura de insectos es la colocación de rodajas de cebolla frescas o ajo machacado. Un efecto similar se obtiene pulverizando con aceite esencial de lavanda diluido.

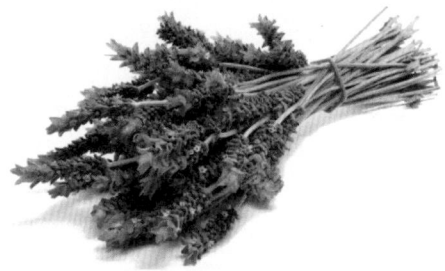

Mezclas para las enfermedades cutáneas

Ingredientes: 25 g de planta de violeta, 15 g de hojas de nogal, 15 g de violeta de olor, 12 g de tomillo, 12 g de raíz de regaliz, 8 g de ruda cabruna, 8 g de semillas de alholva, 5 g de de escaramujos
❏ 1 cucharadita para 1 taza como infusión, dejar reposar durante 10 minutos, beber 3 tazas diarias durante 3 semanas (los niños en edad

escolar 2 tazas, los niños pequeños de media a 1 taza). Lavar o mojar, además, las partes afectadas de la piel con la tisana fría.

Ingredientes: Ortiga, raíz y planta de diente de león, corteza de arraclán, hojas de sen, frutos de anís

❏ 2 cucharaditas para 1 taza de agua como infusión, dejar reposar durante 20 minutos, tomar 1 taza por la mañana y por la noche.

Ingredientes: Tallo de dulcamara, raíz de zarzaparrilla, ortiga, raíz y planta de diente de león, hojas de sen, frutos de hinojo

❏ 2 cucharaditas para 1 taza de agua como infusión, dejar reposar durante 15 minutos y beber durante 5 días 1 taza por las mañanas y por las noches.

Ingredientes: Verbena, planta de violeta, tallo de dulcamara, fumaria, frutos de hinojo, raíz de regaliz.

❏ 1 cucharadita para 1 taza como infusión, beber 2 tazas diarias durante 4 semanas.

Ingredientes: 30 g de ortigas, 30 g de hojas y tallos de dulcamara, 20 g de corteza de olmo, 20 g de milenrama.

❏ De 1 a 2 cucharaditas para 1 taza de agua como infusión, tomar 3 veces diarias 1 taza entre comidas, por espacio de 3 a 4 semanas.

Ingredientes: 40 g de raíz de bardanera, 30 g de fumaria, 30 g de hojas de saúco, 20 g de raíz de jabonera

❏ 1 cucharada para medio litro de agua como decocción de 10 minutos, tomar 2 tazas entre comidas. Seguir la cura durante varias semanas.

Ingredientes: 30 g de hojas de ortiga, 20 g de milenrama.

❏ De 1 a 2 cucharaditas como decocción de 5 minutos, beber 6 medias tazas distribuidas a lo largo de todo el día, haciéndolo durante 2 a 3 semanas a modo de cura o según se necesite.

Trastornos cardiocirculatorios

El camino de la sangre

La sangre circula en el cuerpo dentro de un sistema de vasos elásticos, cuyo motor es el corazón. Transporta oxígeno y nutrientes. Según el sentido de la circulación cabe distinguir entre las arterias, que proceden del corazón, y las venas, que se dirigen hacia él. Gracias a la fuerza de la parte izquierda del corazón, la sangre, cargada de oxígeno y nutrientes, es propulsada a través del sistema de vasos arteriales, muy ramificado, por todas las partes del cuerpo hasta la más pequeña de las células. Las arterias se ramifican hasta dar pequeños vasos microscópicos, los capilares, a través de los cuales el oxígeno y los nutrientes llegan hasta las células. Los capilares de los vasos venosos recogen los productos de desecho y el dióxido de carbono y acumulan la sangre para las grandes venas, que la llevan hasta el corazón. A todo esto se le llama también la circulación mayor. La sangre deja la mayor parte de los productos de desecho (residuos) en los riñones. A partir de ahí se eliminan con la orina.

La parte derecha del corazón bombea la sangre venosa de retorno, que va cargada de dióxido de carbono, hacia los pulmones para que absorba oxigeno. Desde allí llega de nuevo a la parte izquierda del corazón (se trata de la circulación menor, o pulmonar) y comienza así de nuevo el ciclo.

El corazón lleva a cabo cada día cerca de 100.000 ciclos (lo que supone en promedio unos 70 latidos por minuto) en los que recoge unos 10.000 litros de sangre, que vuelve a enviar. Esto equivale al contenido de un camión cisterna. En el curso de una vida de 70 años, la cantidad de sangre bombeada por el sistema vascular se acerca a los 250 millones de litros.

Desde la hipertensión a la arteriosclerosis

Entre las afecciones del corazón y del sistema circulatorio se tiene toda una serie de enfermedades graves como arteriosclerosis, angina de pecho, insuficiencia cardíaca e hipertensión, que requieren cuidadosos diagnósticos y controles médicos y la eliminación de los factores de riesgo: reducir la presión arterial demasiado alta, dejar de fumar, perder el exceso de peso, etc. Para estas enfermedades existen medicamentos vegetales muy eficaces pero que solo se expenden con receta.

Las plantas medicinales de acción suave desempeñan en este caso un papel secundario, acompañante y preventivo. Tiene sentido emplearlas en caso de una insuficiencia cardíaca leve en personas mayores, trastornos nerviosos, perturbaciones inofensivas del riego sanguíneo y varices.

Por su propio interés: ¡Antes de cualquier tratamiento es imprescindible que el médico o el naturópata excluyan cualquier causa orgánica grave! Esto tiene especial importancia en el caso de los trastornos cardíacos y circulatorios.

Los mejores remedios vegetales suaves de prevención y fortalecimiento para el corazón y la circulación son el ajo y el espino albar. Lo mismo que la mayoría de las plantas medicinales, no actúan exclusivamente sobre un órgano o un síntoma, sino que muestran efectos generales.

El mejor cuidado del corazón y la circulación es una dieta sana y variada, un ejercicio físico suficiente y un consumo moderado de grasas, azúcar, alcohol y tabaco. También el estrés desempeña un gran papel en las afecciones cardiocirculatorias. Para esto son de gran utilidad los ejercicios de relajación, el yoga y similares.

Plantas medicinales para el corazón

Raíz de galanga:

La monja Hildegard von Bingen citó ya la raíz de galanga como remedio para el «dolor de corazón». Desde entonces se han descubierto varias sustancias cardioactivas en la raíz, como por ejemplo un aceite esencial que retrasa la aglutinación de las plaquetas que en caso de infarto pueden llegar a obturar los vasos coronarios. No se sabe todavía en qué medida este hecho puede tener resultados terapéuticos. El efecto principal de la raíz, de sabor fuerte y amargo, es la estimulación de la circulación y de la digestión. La galanga puede emplearse, del mismo modo que su pariente el jengibre, como especia en la cocina.

❏ Como tisana para el corazón: 1 cucharadita para 1 taza de agua, dejar reposar 5 minutos, beber 1 taza antes de las comidas de 2 a 3 veces diarias.

Ajo:

El ajo desempeña un papel considerable en el cuidado de los vasos para la prevención de la arteriosclerosis, que es tan importante para el corazón. Sirve para reducir la hipertensión y el nivel de colesterol, lo cual resulta de utilidad para los corazones arterioscleróticos. Coma varias veces al día un diente de ajo crudo. También es útil cocer 3 o 4 dientes de ajo en 1|8 de litro de leche. Retire después los ajos y beba la leche con el estómago en ayunas.

Flores y hojas de espino albar:

Según las investigaciones más recientes, el espino albar es la mejor de las plantas medicinales cardioactivas de efectos suaves. Los libros de herboristería medievales la introdujeron ya como fortalecedor. Es importante que se tome durante varios meses en régimen de cura, no debiéndose temer efectos secundarios incluso con un uso prolongado. Una cura de espino albar ayuda en las fases iniciales de la insuficiencia cardíaca en personas mayores, así como para regular la presión sanguínea y en los trastornos del ritmo cardíaco causados por el estrés. Pero es asimismo eficaz como remedio acompañante del tratamiento médico en los casos de arteriosclerosis más severos y en el tratamiento posterior a un infarto de miocardio. Las flores de espino albar son, además, ligeramente deshidratantes.

❏ Se ponen 2 cucharaditas de flores y hojas en 1 taza de agua como infusión, se deja reposar durante 20 minutos. Tomar 1 taza 2 o 3 veces al día.

Mezclas

Ingredientes: 10 g de flores de espino albar, 10 g de hojas de espino albar, 15 g de equiseto menor, 15 g de muérdago, 10 g de milenrama.

❏ 1 cucharadita para 1 taza de agua, cocer durante 3 minutos, dejar reposar después durante 15 minutos. De 2 a 3 tazas diarias como cura mensual. Después de un descanso de varias semanas, puede repetirse la cura.

Ingredientes: 25 g de muérdago, 25 g de flores de espino albar, 20 g de ruda, 20 g de equiseto menor, 10 g de zurrón de pastor

❏ 1 cucharadita para 1 taza de agua como infusión, 1 taza 3 veces al día como cura mensual.

Ingredientes: Hojas y flores de espino albar, muérdago.

❏ De 1 a 2 cucharaditas de la mezcla para 1 taza de agua como infusión, beber 1 taza por la mañana y por la noche durante 2 meses, finalmente descansar 1 mes, y en caso necesario repetirlo.

Ingredientes: Flores de espino albar, hojas de ruda, hojas de salvia.

❏ 2 cucharaditas para 1 taza de agua como infusión, tomar 2 tazas diarias. Beber la tisana durante 1 mes, descansar durante 2 semanas y volver a tomarla después durante un mes más.

Ingredientes: 30 g de flores de espino albar, 20 g de zurrón de pastor, 20 g de hojas de melisa, 20 g de agripalma

❏ De 1 a 2 cucharaditas de la mezcla para 1 taza de agua como infusión, tomar de 2 a 3 tazas diarias según se necesite. Para conseguir un efecto tranquilizante más intenso, añada a esta mezcla 10 g de raíz de valeriana, haga después una extracción en frío, de 1 a 2 cucharaditas para 1 taza, déjelo reposar en frío durante 12 horas y, calentándolo tibio, beba a sorbos 2 tazas diarias.

Ingredientes: 20 g de hojas de melisa, 20 g de frutos de cardo mariano, 15 g de hojas de muérdago, 15 g de raíz de valeriana, 10 g de ruda

❏ Calentar lentamente 1 cucharadita con 1 taza de agua, hervida durante 1 minuto y dejar reposar 10 minutos. Beber 1 taza por la noche, antes de irse a dormir.

Plantas medicinales para la circulación y el riego sanguíneo

La presión sanguínea viene producida por la presión de la sangre circulante sobre la pared de los vasos. Su intensidad depende, sobre todo, de la fuerza bombeadora del corazón y de la resistencia del «tubo vascular»). El valor superior de un aparato medidor indica la presión cuando el corazón se contrae y bombea la sangre hacia la aorta (valor sistólico), el valor inferior, la presión durante la fase de relajación del corazón (valor diastólico). La presión sanguínea se regula a través del sistema nervioso y diferentes hormonas. Depende también de la carga física y de la excitación emocional.

Presión baja:

Se habla de presión baja (hipotensión) cuando el valor superior, sistólico, se sitúa en hombres por debajo de 110 mmHg y en mujeres por debajo de 100 mmHg y el valor diastólico en ambos sexos cae por debajo de los 60 mmHg. Es normal un valor sistólico entre 120 y 140 mmHg y diastólico entre 70 y 80. Hay también algunas enfermedades graves que pueden provocar una hipotensión: insuficiencia cardíaca, defectos en las válvulas cardíacas, infarto de miocardio, pericarditis, trastornos hormonales como la hipofunción de la glándula tiroides y falta de líquido. En estos casos se necesita un tratamiento especializado.

La mayoría de las hipotensiones, sin embargo, caen dentro del epígrafe de «constitucionales», lo que no quiere decir otra cosa que no existe ninguna causa orgánica. Las molestias son las mismas en ambos casos: falta de fuerzas por las mañanas, cansancio rápido, falta de memoria y de concentración, sensaciones de mareo, escotoma centelleante, sensación de frío en pies y manos, sensibilidad al tiempo, cefaleas, zumbido de oídos y trastornos auditivos. Con frecuencia los enfriamientos duran más tiempo, ya que nuestro sistema inmunológico reacciona con mayor lentitud. Los síntomas citados se deben a que la distribución de la sangre por nuestro cuerpo es insuficiente.

Sin embargo, el corazón y los vasos sanguíneos no corren peligro de un desgaste prematuro –que es uno de los peligros de la hipertensión– aunque los trastornos son molestos y no se encuentra uno en buena forma.

Medidas sencillas para contrarrestar una hipotensión constitucional: dese tiempo por las mañanas para ponerse en marcha y renuncie a los estimulantes artificiales como son el café y el té, que no ejercitan el sistema circulatorio ni lo empujan orgánicamente sino que lo excitan de modo artificial. Las duchas alternas de agua fría y caliente, los masajes con un cepillo y la gimnasia ponen en buena forma por las mañanas. También cualquier tipo de ejercicio al aire libre estimula la circulación. Un aporte suficiente de líquidos en forma de infusiones sin azucarar, agua mineral y zumos de fruta así como ensaladas, hortalizas y fruta son igualmente de gran utilidad.

Las comidas pesadas y grasientas hacen bajar la presión sanguínea a mínimos. Ayudan igualmente las tisanas con hojas de romero y las mezclas tonificantes y amargantes.

Hipertensión:

El exceso de presión sanguínea (hipertensión) pasa muchas veces desapercibido. El motivo es que uno no se siente enfermo sino lleno de energías y con ganas de emprender cosas. En situaciones excepcionales toda persona se vuelve hipertensa: con un esfuerzo intenso, en caso de una gran excitación y en el estrés. En los adolescentes y en las personas mayores, la presión sanguínea puede aumentar de manera transitoria hasta 170–190 mmHg. Se habla de una hipertensión notable cuando los valores de la presión superan con frecuencia el límite de 140–190 mmHg. La hipertensión, a causa de sus secuelas sobre el corazón y los vasos, requiere un tratamiento.

En los hipertensos, la relajación tiene una importancia excepcional. Quien vive de una manera permanente sometido a presiones suele acostumbrarse de tal modo que olvida cómo puede relajarse. Una de las medidas curativas más importantes es, por consiguiente, averiguar las causas psíquicas de la presión interior. Para la hipertensión, además del tratamiento prescrito, hay algunos cambios sencillos en el modo de vida que pueden ser de gran utilidad: dieta pobre en sal, días a base de alimentos crudos y arroz, curas de ayuno, nada de café, nada de cigarrillos, alcohol solo con moderación. Hay también numerosas plantas medicinales que pueden servir de apoyo.

Distintas plantas medicinales útiles para la presión sanguínea

Cebolleta:

En la medicina académica se considera la cebolleta débil, en comparación con el ajo, pero en la medicina popular suele dársele preferencia frente al ajo cultivado. La cebolleta actúa sobre los vasos, lo mismo que el ajo, y en caso de hipertensión y arteriosclerosis puede utilizarse como especia en ensaladas o con el pan. Quien tenga un estómago delicado, soportará mejor la cebolleta si se prepara de la siguiente manera: cortar los bulbos y dejarlos reposar de 2 a 3 horas en leche caliente, beber después la leche a sorbos. Como tisana: 2 cucharaditas de la hierba para medio litro de agua como infusión, beber distribuida durante todo el día.

Raíz de ginseng:

La raíz de ginseng es un reforzante general (tónico) que dentro del marco de un efecto generador de fuerzas también actúa estimulando el riego sanguíneo. La cura con ginseng está recomendada para hipotensión, estados de debilidad, cansancio, depresiones y para fortalecer. No es fácil seleccionar un preparado entre la gran diversidad de los existentes en el mercado. Infórmese del origen de la planta y del modo de obtención del preparado.

Ajo:

Junto al espino albar, el ajo es una de las plantas medicinales de efecto suave más importantes para las enfermedades cardiocirculatorias. Ejerce una acción vasodilatadora, anticoagulante, reductora de la grasa en la sangre, antibacteriana y antimicótica. Por ese motivo combate la hipertensión y la arteriosclerosis. Para una prevención eficaz y como tratamiento acompañante después de un infarto de miocardio, deberán tomarse de 2 a 4 dientes de ajo distribuidos a lo largo del día, por ejemplo en ensalada, con requesón de hierbas o simplemente sobre el pan con mantequilla. También puede beberse 3 veces al día 1 cucharada de jugo de ajos frescos o tomar 20 gotas de una tintura.

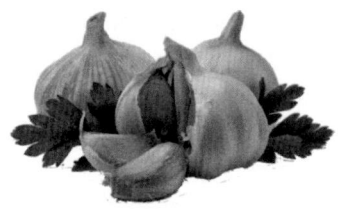

Muérdago:

El muérdago ha dado buenos resultados en el tratamiento de la hipertensión leve y parece, además, que reduce ligeramente el nivel de colesterol. Forma parte de numerosas mezclas que se toman en forma de cura para las hipertensiones leves y la arteriosclerosis, así como para reforzar el corazón. El muérdago se emplea asimismo en ginecología. Como tisana: dejar reposar durante la noche 2 cucharaditas de la hierba triturada con 2 tazas de agua fría y beber por la mañana, otro al mediodía y otro por la noche. O bien: 1 cucharadita para 1 taza de agua como infusión, tomar 1 taza 2 veces diarias.

❏ Hojas de romero: Las hojas de romero favorecen con suavidad el riego sanguíneo, estimulan la circulación y fortalecen los nervios. Se utilizan en caso de trastornos del riego sanguíneo, hipotensión, problemas circulatorios crónicos y después de haber superado enfermedades infecciosas. El romero está bien indicado para tisanas: 1 cucharadita para 1 taza de agua como infusión, beber 1 taza por la mañana y otra por la tarde. Puede emplearse en forma de cura.

Habría que citar también árnica, ginkgo y vincapervinca. Pertenecen a esas plantas medicinales que no requieren receta pero de efectos más intensos sobre la circulación y el riego sanguíneo. ¡Su empleo debe dejarse en manos del profesional debido a los posibles efectos secundarios!

Mezclas para la circulación

Ingredientes: 40 g de cáscara de naranja amarga, 15 g de ajenjo, 15 g de corteza de canela, 10 g de centaura.

❏ 2 cucharaditas de la mezcla con 2 tazas de agua fría, dejar reposar, después hervirlo durante 5 minutos. Beber 2 tazas diarias antes de comer como cura mensual. Es mejor que las personas de estómago delicado prescindan de esta mezcla.

Ingredientes: Muérdago, hojas y flores de espino albar, hojas de melisa.

❏ 2 cucharaditas de la mezcla para 1 taza de agua como infusión, dejar reposar durante 10 minutos y beber a sorbos 1 taza caliente por la mañana y otra por la noche. Emplear a modo de cura durante 2 semanas, descansar después, repetir a continuación la cura con esta mezcla hasta que la presión sanguínea se haya estabilizado.

Ingredientes: 20 g de milenrama, 15 g de flores de espino albar, 15 g de hojas de espino albar, 15 g de equiseto menor, 15 g de bulbo de cebolleta.

❏ Verter 1 taza de agua fría sobre 2 cucharaditas, calentar y al alcanzarse la temperatura de ebullición retirar del fuego y dejar reposar por espacio de 5 a 10 minutos. Beber a sorbos cortos 2 tazas diarias durante 4 semanas.

Ingredientes: 30 g de fumaria, 30 g de hierba y ramas de muérdago, 20 g de flores de espino albar, 20 g de agripalma.

❏ De 1 a 2 cucharaditas para 1 taza de agua como infusión, beber 3 veces diarias 1 taza entre las comidas.

Ingredientes: Muérdago, milenrama.

❏ 1 cucharadita de muérdago para 1 taza de agua como extracción en frío, dejar reposar durante 10 horas y preparar una infusión de 1 cucharadita de milenrama para 1 taza de agua, mezclar ambas cosas y beberlo caliente y a sorbos, distribuyéndolo a lo largo del día. Seguir una cura de 4 semanas o emplearlo cuando sea necesario.

Ingredientes: 25 g de planta de trigo sarraceno, 20 g de ramas de romero, 20 g de lampazo, 15 g de raíz de levístico.

❏ 2 cucharaditas para 1 taza de agua como infusión, dejar reposar durante 15 minutos, beber por espacio de 3 a 4 semanas 2 tazas diarias, por la mañana y por la noche. Debido a las dosis altas y el empleo prolongado de plantas medicinales que incrementan la sensibilidad a la luz, durante la cura deberá evitar una exposición intensa al sol.

Ingredientes: Hojas de romero, hierba de las cucharas, ruda de jardín, hipérico.

❏ 1 cucharadita para 1 taza de agua como infusión, beber a sorbos durante el día 1 o 2 tazas por espacio de 3 a 4 semanas. También en este caso es posible un aumento de la fotosensibilidad.

Ingredientes: Flores de espino albar, muérdago, lampazo, hojas de zarzamora, altramuces.

❏ De 1 a 2 cucharaditas para 1 taza de agua como infusión, dejar reposar durante 10 minutos y beber cada día 2 a 3 tazas lo más calientes posible. Duración del empleo, 1 mes.

Trastornos cardíacos de origen nervioso

En el corazón, los cambios psíquicos, funcionales y orgánicos están muy relacionados. Por ese motivo, aunque no existan daños orgánicos, no deberá tomar a la ligera las dolencias cardíacas de origen nervioso y los dolores de corazón. Por lo general es necesario armonizar el sistema nervioso. Un programa de ejercicios dosificado de manera individual obra a menudo milagros. Si el médico ha excluido la existencia de una causa orgánica, para el corazón nervioso se recomiendan las siguientes plantas medicinales:

Agripalma:

En uso prolongado, la agripalma tiene un efecto tranquilizante, sobre todo en el caso de los trastornos cardíacos de tipo vegetativo funcional. Se utiliza a menudo en mezclas, pero también como tisana individual: de 1 a 2 cucharaditas de la hierba para 1 taza de agua como infusión, beber 1 taza por la mañana y otra por la noche; también está indicada para curas de 1 mes.

Son de utilidad también las tisanas de acción tranquilizante con melisa y valeriana, que se describen con más detalle en otro lugar. Lo mismo sucede con las mezclas de tisanas amargas, por ejemplo con marrubio.

Mezclas para un corazón nervioso

Ingredientes: 20 g de hojas de melisa, 20 g de marrubio, 15 g de hojas de ruda, 10 g de hojas de menta.

- 1 cucharadita para 1 taza como infusión, beber 1 taza 2 veces al día según se necesite.

Ingredientes: Planta y flores de espino albar, hojas de melisa, agripalma.

- De 1 a 2 cucharaditas para 1 taza de agua como infusión, beber 1 taza por la mañana y por la noche durante 4 semanas.

Ingredientes: Planta y flores de espino albar, hojas de melisa, raíz de valeriana.

- 1 cucharadita de la mezcla para 1 taza de agua como infusión, dejar reposar durante 10 minutos, beber 1 taza por la mañana y otra por la noche. Puede emplearse también como cura.

Ingredientes: 30 g de agripalma, 20 g de hojas de melisa, 15 g de hipérico, 15 g de raíz de valeriana.

- De 1 a 2 cucharaditas de la mezcla para 1 taza de agua como infusión, dejar reposar durante 5 minutos, 1 taza por las noches.

Ingredientes: Amentos de lúpulo, milenrama, raíz de valeriana, hojas de melisa

- 1 o 2 cucharaditas para 1 taza de agua como infusión, beber 1 taza por la tarde y otra por la noche antes de irse a dormir.

Ingredientes: 30 g de agripalma, 30 g de argentina, 15 g de hojas de serpol, 15 g de frutos de comino, 15 g de hisopo.

❑ 2 cucharaditas de la mezcla con medio litro de agua como infusión, dejar reposar durante 15 minutos y en caso de presión intensa sobre el vientre y el corazón beber toda esa cantidad en media hora. En las dolencias crónicas 2 cucharaditas por taza, de 2 a 3 tazas diarias, durante 3 semanas.

Dolencias de las venas

Las venas conducen la sangre rica en residuos y pobre en oxígeno de vuelta hacia el corazón. Las varices se producen cuando disminuye el flujo de sangre, en especial cuando hay propensión a la debilidad del tejido conjuntivo. Las profesiones en las que hay que permanecer mucho tiempo de pie, un embarazo y el exceso de peso favorecen la aparición de las varices. Se habla de debilidad congénita del tejido conjuntivo, que caracteriza una deficiencia en determinadas fibras elásticas que puede manifestarse por ejemplo en torceduras de pie frecuentes, hernias inguinales, varices y hemorroides o en un descenso de la matriz. El deporte y la gimnasia fortalecen el tejido y previenen esos problemas. Con las varices, el tratamiento con plantas medicinales es de apoyo junto a medidas tales como el tratamiento por compresión, la hidroterapia y los cepillados en seco.

➡ Importante: ¡En caso de varices muy avanzadas con tendencia a la formación de coágulos de sangre, todas las medidas deberá consultarlas con su terapeuta!

Lo mismo que con las varices, la predisposición también es importante con las hemorroides. La disminución del flujo de sangre está relacionada aquí a menudo con una digestión insuficiente. Por ese motivo, es importante que las deposiciones sean normales, estimular la actividad digestiva, aliviar las flatulencias y hacer algo contra la inflamación.

Plantas medicinales contra las varices y las hemorroides

Algunas plantas medicinales, como el trigo sarraceno y la ruda, influyen sobre la consistencia de la pared de las venas y la permeabilidad de los capilares:

Trigo sarraceno:

El trigo sarraceno, gracias a una sustancia impermeabilizadora de los capilares, la rutina, alivia las molestias producidas por las varices, los trastornos del riego sanguíneo y los edemas. La rutina también es de utilidad al aumentar la tendencia a las hemorragias y en las alergias. Dilata los vasos, elimina el agua y tranquiliza.

❏ Verter 1 taza de agua hirviendo sobre 1 o 2 cucharaditas, cocer durante 1 minuto y dejar reposar después 10 minutos. De 2 a 3 tazas diarias durante 4 a 6 semanas.

Hamamelis:

La corteza y las hojas de hamamelis actúan contrayendo los vasos y estimulando suavemente la coagulación. El uso está recomendado para todas las inflamaciones y dilataciones de las venas, hemorroides, eccema anal y heridas.

❏ Para una tisana: 1 cucharadita de las hojas para 1 taza de agua como decocción de 4 minutos, beber de 2 a 3 tazas dianas según haga falta. La tisana es útil también contra la diarrea. Para la inhibición externa de la inflamación y la detención espontánea de la hemorragia se toman de 1 a 2 cucharaditas de corteza y hojas como decocción. En el mercado hay también numerosas pomadas y extractos que contienen esta planta medicinal.

¿Qué hacer contra las hemorroides?

❏ En el caso de las inflamaciones hemorroidales sirven de alivio los apósitos húmedos, a temperatura fría o ambiente, con tisana de manzanilla (2 cucharaditas para una taza de agua como infusión) o árnica (1 o 2 cucharaditas de tintura en medio litro de agua). Hay que cambiar los apósitos con frecuencia y tenerlos aplicados durante 1 hora por la mañana y otra por la noche.

❏ Si el ano está inflamado, utilizar apósitos con corteza de roble (decocción de un puñado pequeño de la corteza en 1 litro de agua, cocer durante 15 minutos, colar y dejar enfriar). También están indicadas las hojas de nogal. Una vez que desaparecen las molestias agudas: aplicar pomada de hamamelis, que tiene un efecto suave y ligeramente astringente. Beber además una tisana para hemorroides.

❏ Con hemorroides hay que evitar las especias fuertes, el alcohol y las comidas flatulentas como las legumbres y la col, así como también el ajo, la cebolla y el puerro.

Raíz de brusco común:

La raíz de brusco común reduce los nódulos hemorroidales inflamados, tonifica los vasos sanguíneos, tiene un efecto antiinflamatorio y es vasoconstructora, con lo que detiene la hemorragia. Es un terapéutico venoso muy bueno.

❏ Para los apósitos contra las hemorroides se emplea 1 cucharada por taza de agua como decocción, aplicándolos 3 veces diarias durante 15 minutos.

Ruda:

La planta contiene, lo mismo que el trigo sarraceno, rutina, de propiedades vasoconstructoras que tiene efectos tranquilizantes, antiespasmódicos y diuréticos, ayuda contra las congestiones venosas y .:las úlceras en las piernas. La ruda se emplea sobre todo en mezclas.

❏ Como tisana individual se prepara de la siguiente manera: 1 cucharadita para 1 taza de agua como infusión, beber 2 tazas diarias. No usar durante el embarazo.

Semillas de castaño de Indias:

Las semillas del castaño de Indias son un tónico venoso de uso frecuente con efectos demostrables para todas las congestiones en la zona venosa. Sirven, además, para desinflar edemas. La aescina, sustancia parecida a la saponina que se obtiene de la cubierta marrón de los frutos, reduce la permeabilidad de los capilares y con ello estimula el reflujo venoso.

❏ 1 cucharadita de semillas para 1 taza de agua como decocción, beberlo después de la comida.

Trébol de olor y trébol real:

Los tréboles de olor y real tienen un efecto muy parecido al del castaño de Indias y, además, estimulan el flujo de linfa en los edemas

❏ En caso de congestión venosa y linfática: de 1 a 2 cucharaditas de la hierba para 1 taza de agua como infusión, beber 1 taza de 2 a

3 veces diarias en caso de dolencia aguda. En raras ocasiones es posible alguna intolerancia.

Mezclas contra hemorroides

Ingredientes: Flores de manzanilla, raíz de acoro verdadero, frutos de hinojo, corteza de arraclán

❏ De 1 a 2 cucharaditas para 1 taza de agua como infusión, dejar 1 reposar durante 10 minutos, beber 1 taza por la mañana y por la noche. Máximo durante 1 semana.

Ingredientes: 20 g de flores de castaño de Indias, 20 g de trébol de olor, 15 g de zurrón de pastor, 15 g de flores de milenrama, 10 g de hojas de hamamelis, 10 g de flores de caléndula, 10 g de flores de ciruelo endrino

❏ Verter 1 taza de agua hirviendo sobre 1 cucharadita, dejar reposar de 5 a 10 minutos, beber 1 taza caliente 3 veces diarias durante 2 o 3 semanas.

Mezclas para varices

Ingredientes: 30 g de frutos de cardo mariano, 20 g de hojas de hamamelis, 20 g de equiseto menor, 15 g de hojas de boldo, 15 g de trébol de olor

❏ 1 cucharadita para 1 taza de agua como infusión, beber de 1 a 2 tazas diarias durante 6 semanas.

Ingredientes: Ortiga, planta de trigo sarraceno, hojas de hamamelis, hojas de castaño de Indias, violeta, flores de caléndula

❏ 1 cucharadita para 1 taza de agua como infusión, beber 2 tazas diarias durante 2 semanas.

Ingredientes: Trébol de olor, hojas de ortiga, raíz de gatuña, equiseto menor, raíz de zarzaparrilla alemana.

❏ 2 cucharaditas para 1 taza de agua como infusión, dejar reposar 15 minutos, beber 1 taza 3 veces diarias durante 1 semana. (¡No usar en caso de edemas!)

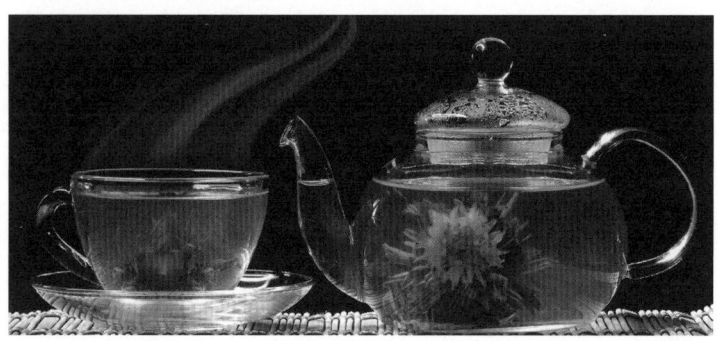

Hematopoyesis

Entre las principales funciones de la sangre está el suministro a las células de nuestro cuerpo de oxígeno y nutrientes, así como la retirada de los materiales de desecho. El oxígeno se fija en los glóbulos a un pigmento, la hemoglobina, que contiene hierro como elemento principal. La inmensa mayoría de las enfermedades designadas bajo el nombre de anemias son deficiencias de hierro que se producen debido a la escasez de este elemento en la alimentación, a un aprovechamiento defectuoso del mismo y a perturbaciones en su absorción a través del estómago y del intestino. Otra causa es el aumento en las necesidades de hierro, como por ejemplo después de una menstruación abundante. También durante las fases de crecimiento y en el embarazo el cuerpo necesita más hierro.

En los casos de anemias por deficiencia en hierro, disminuye la concentración de hemoglobina en los glóbulos rojos. En otras formas de anemia se trastorna la formación de nuevos glóbulos rojos o aumenta su desintegración.

Las anemias se descubren muchas veces de manera accidental al sentirse uno cansado y débil. Deberá ser tratado por un profesional. Medidas acompañantes importantes son plantas medicinales reforzantes y digestivas como centaura y semillas de alholva. También la ortiga común y la ortiga blanca tienen al parecer efectos hematopoyéticos, lo mismo que las fresas y el vino tinto. No todos los preparados de hierro se toleran bien. Consulte a su farmacéutico.

Mezclas para estimular la formación de sangre

Ingredientes: Hojas de ortiga, tintura de centaura, ajenjo, escaramujos.

❑ Extraer en frío 2 cucharaditas de mezcla con 1 taza de agua, hervir después durante 2 minutos y dejar reposar a continuación 10 minutos. Endulzar con miel y beber a sorbos 2 tazas distribuidas a lo largo del día. En forma de cura por espacio de 4 a 6 semanas.

Ingredientes: Serpol, hojas de ortiga.

❑ 1 cucharadita para 1 taza de agua como infusión, 2 tazas diarias, durante 4 semanas.

Ingredientes: 40 g de semillas de alholva, 30 g de verónica, 30 g de raíz de acoro verdadero, 20 g de zurrón de pastor.

❑ 2 cucharaditas para 1 taza de agua como infusión, beber entre comidas 1 taza 3 veces al día, por espacio de 4 semanas.

Molestias en la zona de la cabeza

Boca y faringe

Cuando los agentes patógenos se extienden por la boca, la faringe y la nariz, se producen inflamaciones de garganta (faringitis) o constipados nasales, resultando muy a menudo afectadas las amígdalas. Una faringitis causada por virus a consecuencia de un enfriamiento apenas resulta distinguible para el profano de otra provocada por bacterias. Por ese motivo, si con su propio tratamiento no mejora al cabo de tres días, acuda al médico o al naturópata.

Una de las aplicaciones más antiguas, extendidas y mejores de las plantas medicinales son las tisanas para hacer gárgaras y enjuagues de boca y faringe. Sirven para limpiar las mucosas, para estimular el riego sanguíneo, para aliviar las inflamaciones y para aumentar las defensas locales.

Enjuagues y gárgaras

Si la inflamación es aguda, lo mejor es que mezcle hierbas que contengan mucílagos y alivien la irritación, como hojas de malva o raíz de malvavisco, con plantas de propiedades antiinflamatorias como la manzanilla y la milenrama, que poseen también virtudes hemostáticas.

La inclusión de hojas de salvia, de acción constrictora y antibacteriana, resulta igualmente adecuada para esta mezcla.

Ingredientes: Raíz de pimpinela, raíz de malvavisco, tormentilla.

❏ 2 cucharaditas de la mezcla por taza de agua, dejar hervir durante 10 minutos y hacer enjuagues varias veces al día.

Ronquera

❏ Gárgaras con una decocción de raíz de pimpinela: 2 cucharaditas de la raíz desmenuzada para 1 taza de agua como decocción, hacer las gárgaras varias veces al día.

❏ La pimpinela es un limpiador de las mucosas y resulta indicada para el cuidado de la garganta y de la voz para todos aquellos que por razones profesionales deban utilizarla mucho, como los cantantes.

Ingredientes: 30 g de raíz de pimpinela, 30 g de flores de manzanilla, 15 g de tormentilla

❏ Poner 1 cucharadita en 1 taza de agua fría, dejarlo reposar y calentar después hasta la ebullición, cocerlo durante 2 minutos y colar. Hacer gárgaras y enjuagues varias veces al día.

Ingredientes: 30 g de hojas de salvia, 20 g de hojas de romero, 20 g de tomillo.

❏ 1 cucharadita para 1 taza como infusión. Hacer un enjuague tibio varias veces al día y después de comer, para eliminar los restos de alimentos.

Ingredientes: 30 g de hojas de zarzamora, 20 g de hojas de salvia, 20 g de hojas de malva, 20 g de hojas de romero.

❏ Cocer 3 cucharadas de la mezcla con medio litro de agua y hacer un enjuague varias veces al día.

Hemorragias de las encías y de la mucosa bucal

❏ Enjuáguese con una tisana de zurrón de pastor, conocida como la hierba que utilizan los pastores contra las heridas (2 cucharaditas para 1 taza de agua como infusión).

- La tintura de mirra es un remedio astringente y antiinflamatorio para las inflamaciones de la mucosa bucal. También pueden mojarse con esta tintura las ampollas de la boca.
- Mezclar a partes iguales tinturas de tormentilla y de mirra, poner después 15 gotas en 1 vaso de agua y hacer varios enjuagues.

Mal aliento

Mantener durante algún tiempo en la boca el primer sorbo de una tisana de 30 g de anises, 20 g de hojas de salvia y 20 g de hojas de tomillo (2 cucharaditas como infusión) y beber después el resto. Emplear varias veces al día 1 taza muy caliente.

- También puede comer 1 manzana o mascar anises. En caso de un mal aliento intenso y duradero, busque las causas.
- En caso de un mal aliento intenso y duradero, busque las causas.
- También resulta de utilidad un colutorio antiinflamatorio de romero y menta: 2 cucharaditas de hojas de romero y 2 cucharaditas de hojas de menta se escaldan con medio litro de agua hirviendo, se dejan reposar durante 10 minutos, se cuela y después de enfriar se añade 1 cucharadita de tintura de mirra. El líquido se guarda en una botella bien cerrada y se agita bien antes de usarlo.

Los ojos

Las tisanas para el tratamiento de los ojos deben prepararse en fresco y cocerse durante 10 minutos, o bien utilizar agua destilada. Pruebe con cuidado cada una de las recetas. Si empeoran las molestias, acuda a un profesional. Para los apósitos puede utilizar un paño limpio, pero en caso de inflamaciones agudas es mejor una venda estéril.

Inflamaciones

Eufrasia:

Esta planta ayuda en las inflamaciones de la conjuntiva y de los párpados, aunque también en el caso de las lesiones oculares:

- ❏ verter 2 tazas de agua sobre 2 cucharaditas de la planta, calentar hasta la ebullición y dejar reposar durante 5 minutos. Utilizar para apósitos una vez enfriado. Al mismo tiempo puede beber la tisana caliente, 1 taza 3 veces diarias.
- ❏ Una mezcla de flores de manzanilla (utilizar entonces de 1 a 2 cucharaditas como infusión en partes iguales) resulta igualmente indicada para las inflamaciones oculares en forma de enjuague (o colocar sobre el ojo una bolsita caliente de manzanilla durante 10 o 15 minutos). Sin embargo, en ocasiones la manzanilla puede provocar irritaciones. Los frutos triturados de hinojo tienen un efecto antiséptico, gracias a su aceite esencial, en caso de inflamaciones o irritaciones.
- ❏ Mezcle 35 gramos de eufrasia con 15 gramos de frutos de hinojo y ponga 1 cucharadita para 1 taza de agua, dejando reposar durante 15 minutos. Enfriar la tisana a temperatura corporal y enjuagar con ellas los ojos enfermos por la mañana y por la noche.

Orzuelos

Los orzuelos son infecciones inflamatorias de las glándulas sebáceas del borde de los párpados, que se producen sobre todo en caso de agotamiento o mucho cansancio. Sirven de alivio los apósitos muy calientes con una infusión de la mezcla de flores de manzanilla y eufrasia a partes iguales (véase arriba). Los orzuelos son contagiosos, por lo que deberá evitarse el uso de toallas de otra persona.

Ojos muy cansados

En este caso es de utilidad el agua de hinojo:

❏ 1 o 2 cucharaditas de los frutos triturados para 1 taza de agua como infusión (también es bueno para las inflamaciones ligeras), empapar una toalla y colocarla caliente. Cuando se trabaja con un ordenador o se está mucho tiempo leyendo, para relajar los ojos es útil mirar de vez en cuando al infinito.

Nariz y senos accesorios: La única ayuda eficaz contra las infecciones víricas de la nariz y los senos paranasales es nuestro propio sistema inmunológico. Puede reforzarse mediante descanso, sudoración y una buena tisana. Con ello se alivian también las molestias del constipado. Mientras que la acuosa no existe ninguna inflamación, por lo que sirven las inhalaciones, los baños contra el enfriamiento y las tisanas. Cuando la secreción es verdosoamarillenta, la mucosa nasal está inflamada a causa de bacterias. En tal caso deberán emplearse también gotas nasales para la inflamación. Sin embargo, el uso prolongado de gotas y rociadores puede provocar un engrosamiento y una desecación de la mucosa de la nariz y, con ello, un constipado crónico de tipo medicamentoso.

Constipados agudos

❏ Los baños de vapor de manzanilla alivian la inflamación. Los principios activos llegan a través de los vapores hasta las zonas más profundas de las vías respiratorias y despliegan allí su efecto beneficioso: a 3 o 4 cucharadas de flores de manzanilla o 1 cucharada de extracto en una cacerola se añaden 2 litros d agua que ha dejado de hervir, se mantiene la cabeza sobre la cacerola, se cubre con una toalla grande y se respira profundamente, 3 veces al día.

- Las inhalaciones con aceites esenciales son muy vigorosas y desinfectantes (por ejemplo aceite de eucalipto, menta, acículas de pino, acículas de abeto, manzanilla): media cucharadita de aceite en 2 litros de agua hirviendo, aplicar del mismo modo descrito antes. Si un constipado mal curado conduce a una inflamación y a la acumulación de mucosidad en los senos paranasales, no deberá utilizar aceites esenciales ni pomadas nasales puesto que irritan las mucosas y provocan una desecación adicional.
- Si el moco es sólido, para aligerarlo beba abundante líquido caliente y tisanas mucolíticas, por ejemplo con primavera, llantén lanceolado y gordolobo.
- Para un enjuague de manzanilla, pase a través de la nariz una tisana tibia de manzanilla de modo que llegue a la garganta. Para ello: 2 cucharaditas colmadas de flores de manzanilla para 1 taza de agua como infusión.
- Especialmente en casos de constipados e inflamaciones de los senos paranasales frecuentes lo indicado: disolver media cucharadita de sal en 1 taza de agua tibia. Tapar uno de los orificios de la nariz y aspirar a través del otro la solución de sal manteniendo inclinado el vaso. Repetirlo con el otro lado. Si la proporción de agua y sal es la correcta, apenas irrita la nariz puesto que esa concentración es aproximadamente la misma que la que existe en nuestro cuerpo. Si le sienta bien, haga el lavado nasal de 2 a 3 veces diarias.

Inflamación de los senos accesorios

Si después de la utilización de los baños de vapor de manzanilla no desaparecen las molestias en los senos accesorios –sensación de presión debajo de los ojos y sobre las cejas, dolor en la parte anterior de la cabeza– al cabo de 2 o 3 días, acuda al médico o al naturópata. Las inflamaciones arrastradas de los senos paranasales curan mal.

Deberá beber en abundancia, puesto que así se contribuye a disolver las mucosidades, y además de las medidas para el constipado habrá de tomar tisanas diaforéticas.

En el caso de las inflamaciones crónicas se recomiendan radiaciones con luz roja y la inhalación 4 veces diarias con manzanilla o 2 cucharadas de la mezcla de 35 gramos de hojas de eucalipto, 20 gramos de hojas de tomillo y 20 gramos de hojas de menta. Verter 2 litros de agua sobre la cantidad indicada.

Fiebre del heno

La fiebre del heno no se soluciona fácilmente con tisanas y plantas medicinales. Varios meses antes del comienzo de la temporada de esta afección, pruebe con plantas reforzantes como ginseng o eleuterococo, tomándolas en forma de tisana, tintura o grageas. También puede tomar 2 cucharadas de miel entera (con panales) procedente de los alrededores. Estos tratamientos deberán continuarse durante toda la temporada de la fiebre del heno.

Contra la degeneración mucosa son útiles las inhalaciones con manzanilla o milenrama (2 o 3 cucharadas en 2 litros). Beber, además, las tisanas con manzanilla, saúco, eufrasia, hisopo o regaliz (las recetas las encontrará en las descripciones de las plantas correspondientes) y comer ajo a menudo. En caso de una producción intensa de mucosidades no deberán consumirse productos lácteos. Como mezcla contra la fiebre del heno está indicada la siguiente receta:

Ingredientes: 20 g de eufrasia, 20 g de violeta, 15 g de zurrón de pastor, 15 g de milenrama, 10 g de corteza de roble, 10 g de tormentilla.

❑ 2 cucharaditas para 1 taza de agua como infusión, beber a sorbos 3 tazas diarias después de las comidas, siguiéndolo durante 3 semanas.

Los oídos

El oído está comunicado con la cavidad nasofaríngea a través de la trompa de Eustaquio. A través de esta conexión, los agentes patógenos procedentes de la garganta, la faringe o los dientes pueden llegar al oído medio. También la presión de la secreción procedente de la cavidad nasal puede provocar dolor de oídos. En particular entre los niños, un enfriamiento no curado del todo puede causar con gran rapidez una inflamación del oído medio. Este no es un caso que deba tratarlo un profano, pues una inflamación en esta parte del oído puede extenderse y provocar una sordera.

Inflamaciones

Hasta que el médico haga el diagnóstico definitivo de la causa del dolor de oídos en caso de una inflamación, las siguientes recetas proporcionan un alivio transitorio:

Lavado con tisana de manzanilla:

Aplique con una pipeta o un palillo de algodón algunas gotas de tisana de manzanilla tibia (2 cucharaditas como infusión) en el oído afectado. Deje que la tisana actúe durante unos 15 minutos y después seque el oído con cuidado.

Envoltura de cebolla:

Picar lo más pequeña posible 1 cebolla cruda, envolverla en un paño limpio y colocarlo sobre el oído. Lo puede sujetar con ayuda de una toalla o una cinta elástica o bien colocarla con el oído afectado sobre la almohada o una bolsa de agua caliente.

Gotas para el oído:

Hervir 50 g de aceite de oliva durante 1 minuto con 10 g de flores de manzanilla, colarlo y utilizarlo tibio como gotas para el oído (emplearlo solo después de consultar con el médico).

> ➡ No deberán ponerse nunca gotas si hay un orificio en el tímpano, si está perforado o si existe una inflamación purulenta del oído medio.

Dolores de cabeza

Los dolores de cabeza tienen numerosas causas. Pueden ser debidos al tiempo, a causa de tensión en la musculatura de la nuca y de los hombros, por intoxicación después de un consumo excesivo de tabaco o alcohol o de origen psíquico, cuando le atormentan a uno las preocupaciones, los temores y los miedos, dolores por respirar aire viciado, jaquecas, dolores debidos a infecciones y trastornos digestivos. A veces las causas son graves (hipertensión, tumor en la cabeza).

El autotratamiento solo tiene sentido cuando está claro que la causa es leve. Sin embargo, incluso entonces los analgésicos no deben convertirse en una costumbre sino que hay que combatir las causas del dolor de cabeza. El consumo

regular de analgésicos durante años puede dar lugar a lesiones renales. Con los niños pequeños, las embarazadas o cuando existen al mismo tiempo enfermedades graves, hay que desaconsejar por completo el autotratamiento. Si los dolores de cabeza duran más de 2 o 3 días, si son muy intensos, si aumentan constantemente o si siempre vuelven a repetirse, deberá acudir al médico o al naturópata. Los analgésicos como la aspirina o el paracetamol pueden irritar el estómago y deberán tomarse lo menos posible. Por cada tableta se beberá como mínimo 1 vaso grande de agua.

Mezclas analgésicas

Ingredientes: 20 g de hojas de sauce, 20 g de corteza de sauce, 20 g de ulmaria, 20 g de hojas de abedul, 20 g de hojas de melisa.

❏ 2 cucharaditas para medio litro de agua como infusión, beber 1 taza cada hora hasta que se haya pasado el dolor.

Ingredientes: 30 g de corteza de sauce, 30 g de argentina, 25 g de flores de lavanda, 15 g de violeta.

❏ 2 cucharaditas para 1 taza de agua como infusión, dejar reposar durante 15 minutos. En caso agudo 2 tazas en 15 minutos, en casos crónicos beber 3 o 4 tazas distribuidas a lo largo del día. Después emplearlo tras consultar con el médico.

Dolor de muelas

En caso de dolor de muelas, que puede provocar dolor de cabeza, aplique con un algodón de 3 a 5 gotas de aceite de clavo sobre el diente o la muela que le duela. El aceite de clavo contiene el principio activo eugenol. También la tintura de equinácea tiene un efecto analgésico.

Consejos generales contra el dolor de cabeza

❏ A veces sirven de ayuda 2 gotas de aceite de menta japonesa, con el que se da un masaje suave en las sienes. Pero cuidado: el aceite no deberá en ningún caso entrar en contacto con los ojos. Irrita mucho y tampoco deberá emplearse con niños pequeños de menos de 18 meses de edad o con los afectados de neurodermatitis.

❏ Una envoltura de cebolla en la nuca puede proporcionarle algo de alivio: picar pequeña una cebolla, envolverla en gasa o en un saquito de lino y colocarlo durante 20 minutos en la nuca. Calentar después esta con un chal o una toalla calientes.

❏ Baños parciales: un baño de brazos es útil. Mantenga las manos y los antebrazos durante 5 minutos bajo un chorro de agua fría. Frote después los brazos con una toalla hasta secarlos. El baño de brazos deriva los dolores y reanima. En caso de enfermedades cardiacas solo se aplicará después de consultarlo con el médico; tampoco se hará cuando se tienen las manos y los brazos fríos. También un baño derivativo caliente de pies puede aliviar el dolor de cabeza.

❏ En el caso de dolores por tensión, los ejercicios de gimnasia y el ejercicio al aire libre son el tratamiento más eficaz. Si la tensión dura más tiempo, puede ser necesario aplicar masajes adicionales. Compruebe también si su almohada tiene la forma y el grosor adecuados.

Dolencias del hígado y la vesícula biliar

El tratamiento del hígado y de la vesícula biliar debe dejarse fundamentalmente en manos de un médico o un naturópata experimentado. Las tisanas y las plantas medicinales que se mencionan aquí podrán utilizarse solo después de consultarlo con su terapeuta.

Como ya se ha dicho, la mayoría de las plantas medicinales digestivas tienen un efecto global, no se dirigen únicamente a un órgano. Desde un punto de vista funcional, el hígado y la vesícula biliar están estrechamente relacionados. Por ese motivo, los remedios para el hígado actúan en una medida variable al mismo tiempo sobre la vesícula biliar, y a la inversa. En caso de lesiones del hígado, algunos médicos prefieren el cardo mariano, y en las enfermedades de la vesícula que al mismo tiempo requieren proteger el hígado, emplean alcachofa y ajenjo.

La función del hígado

El hígado es la mayor glándula del organismo humano. En un adulto pesa aproximadamente 1,5 kilogramos. Consta de un lóbulo derecho, bajo el cual se sitúa la vesícula biliar, y otro izquierdo. Para los procesos metabólicos del cuerpo, el hígado desempeña un papel de extraordinaria importancia. Así, entre otras cosas, produce bilis y se encarga de eliminar las sustancias tóxicas, tanto del propio cuerpo como las extrañas.

La vesícula biliar

Esta vesícula es un saco de tejido mucoso y en forma de pera, que actúa como órgano de almacenamiento para la bilis que se necesita en los procesos digestivos. Tiene una capacidad de unos 50 mililitros. En su interior se espesa la bilis antes de pasar al intestino, con el cual está comunicada a través del conducto biliar. La bilis contiene ácido gálico, pigmentos, grasas, ácidos grasos, sales y mucílagos.

Plantas medicinales para el tratamiento hepático

Alcachofa:

La alcachofa se utiliza como extracto o como verdura, consumiéndose la base floral tierna. Además de principios amargos, contiene cinacina, que estimula la producción y secreción de bilis y que, de modo análogo a la lilimarina, tiene un efecto protector sobre el hígado. Más importante, sin embargo, es su efecto aliviador de los vómitos provocados por la bilis, la sensación de plenitud y la flatulencia. La alcachofa reduce, además, el nivel de colesterol.

Frutos de cardo mariano:

Los frutos de cardo mariano son un remedio de primer orden para el hígado. De todas las plantas medicinales conocidas, el cardo mariano es la que mejor actúa sobre el tejido hepático. Estabiliza las membranas celulares y protege al hígado frente a todo tipo de toxinas. Su componente más importante es el complejo de principios activos silimarina. Es ventajoso el hecho de que, incluso si se emplea durante mucho tiempo, resulta por completo inofensivo. El cardo mariano tiene un efecto preventivo frente a las lesiones hepáticas, se utiliza para el tratamiento posterior a una hepatitis y para el hígado adiposo (en particular en los alcohólicos), así como en caso de cirrosis hepática. Conviene mencionar asimismo sus efectos digestivos y biliares. En las enfermedades graves se recomienda la ingestión en forma de cápsulas.

Para una cura con tisanas: 1 cucharadita de frutos machacados (también mezclados con la hierba) como infusión, dejar reposar de 10 a 15 minutos y beberla muy caliente y poco a poco. Seguir por espacio de 2 meses, tomando 1 taza 3 veces diarias: por las mañanas y con el estómago vacío, antes de la comida y antes de irse a domir. La combinación con menta piperita sirve para mejorar el sabor.

El diente de león, las hojas de boldo y el ajenjo tienen igualmente un efecto beneficioso sobre el hígado. Se utilizan particularmente en mezclas.

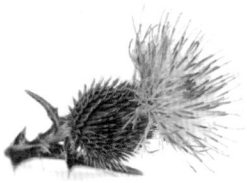

Mezclas para el hígado

Ingredientes: Raíz y hierba de diente de león, frutos de cardo mariano.

❏ Hervir 1 cucharadita con 1 taza de agua y dejar reposar durante 15 minutos. Beber de 2 a 3 tazas diarias durante vanas semanas. Se recomienda un empleo en forma de cura.

Ingredientes: 50 g de frutos de cardo mariano, 20 g de raíz y hierba de diente de león, 20 g de hojas de menta piperita, 15 g de frutos de hinojo, 10 g de anises, 5 g de tormentilla.

❏ 2 cucharaditas para 1 taza de agua como infusión y dejar reposar durante 20 minutos. Beber 1 taza por la mañana y otra por la noche, como mínimo por espacio de 6 semanas y como máximo 3 meses.

Ingredientes: 60 g de frutos de cardo mariano, 20 g de hojas de menta piperita, 10 g de hojas de zarzamora, 10 g de ajenjo, 5 g de cominos, 5 g de frutos de hinojo.

❏ De 1 a 2 cucharaditas para 1 taza de agua como infusión, dejar reposar de 10 a 15 minutos y beber a sorbos de 3 a 4 veces diarias media hora antes de las comidas, durante 6 semanas.

Ingredientes: 40 g de frutos de cardo mariano, 30 hojas de boldo.

❏ 1 cucharadita en 1 taza de agua como infusión, dejar reposar durante 10 minutos y colar. Tomar 1 taza 2 veces al día por espacio de varias semanas.

Plantas medicinales para el tratamiento biliar

En el tratamiento biliar hay que distinguir entre plantas medicinales que estimulan la salida hacia el intestino de la bilis ya formada y que está almacenada en la vesícula biliar (coleréticos) y aquellas otras que fomentan la producción de bilis en el hígado (colagogos).

La mayoría de las especies que se indican a continuación, que no obstante solo deberán utilizarse siguiendo las instrucciones de un 1 profesional, muestran ambas acciones.

Las tisanas medicinales para la bilis no se emplean hasta que no han remitido las inflamaciones agudas de la vesícula y de los conductos biliares. En las fases agudas ha dado buenos resultados la tisana de menta piperita, que puede aliviar el malestar y los vómitos.

> ➡ En caso de obstrucción de los conductos biliares no deberán tomarse tisanas y si hay cálculos biliares deberá consultarse con el terapeuta.

Las plantas medicinales que actúan en primer lugar sobre la bilis o la vesícula biliar y menos sobre el hígado son:

Fumaria:

La fumaria regula el flujo de salida de la vesícula biliar y tiene además un ligero efecto antiespasmódico, en particular en la zona de los conductos biliares. Su campo de aplicación especial son los trastornos de la vesícula biliar con dolores en la parte derecha del epigastrio y malestar.

❏ Se ponen 1 o 2 cucharaditas para 1 taza como infusión, dejar reposar durante 10 minutos, beber 2 o 3 tazas diarias.

Cúrcuma:

La cúrcuma tiene un efecto muy intenso de producción y emisión de 1 bilis. Con su empleo se reduce también ligeramente el nivel de colesterol en sangre.

❑ Para una tisana: 1 cucharadita para 1 taza como decocción, en caso de necesidad aguda beber 1 taza. Es posible que el estómago se irrite. Por ese motivo hay que tener cuidado en caso de estómago delicado y con exceso de ácidos.

Rábano:

Un viejo remedio popular para las enfermedades de la vesícula biliar es el jugo de rábanos, que se obtiene de las variedades negra o blanca ralladas. Deberá dejarse reposar en frío durante algunas horas. Beber un cuarto de litro de jugo distribuyéndolo a lo largo día; al cabo de 5 días hacer un descanso de 3 días y después repetir el proceso. El rábano estimula la actividad de las glándulas digestivas, la motilidad del estómago y del intestino, y tiene propiedades antimicrobianas. Actúa estimulando el intestino en caso de estreñimiento y es curativo para los trastornos en los conductos biliares.

También puede utilizarse como preventivo contra las arenillas y los cálculos de la vesícula.

> ➡ Lo mismo que la cúrcuma, el rábano no deberá emplearse en estados inflamatorios del estómago y el intestino.

Especialmente eficaces, además de las plantas medicinales digestivas señaladas en la lista, son ajenjo, menta piperita, diente de león, hojas de boldo y milenrama, así como la valeriana y el zurrón de pastor. Hay toda una serie de digestivos amargos, que se utilizan sobre todo en mezclas, que resultan también útiles.

Tisanas estimulantes de la digestión y la vesícula biliar

Ingredientes: Cardo bendito, ajenjo, hojas de menta piperita, frutos de cardo mariano, raíz y hierba de diente de león.

- 1 cucharadita de la mezcla para 1 taza de agua como infusión, dejar reposar durante 15 minutos y tomar 1 taza 3 veces al día por espacio de 3 a 4 semanas.

Ingredientes: 30 g de raíz y hierba de diente de león, 20 g de cúrcuma, 20 g de frutos de cardo mariano, 20 g de frutos de menta piperita, 10 g de cominos.

- Verter 150 mililitros de agua hirviendo sobre 1 cucharada de la mezcla, dejar reposar 10 minutos y beber 1 taza de la tisana recién preparada de 3 a 4 veces diarias media hora antes de las comidas.

Ingredientes: 50 g de hojas de menta piperita, 20 g de hojas de melisa, 20 g de frutos de hinojo, 10 g de corteza de arraclán.

- 1 o 2 cucharaditas de la mezcla por taza como infusión, dejar reposar de 5 a 10 minutos y beber una taza caliente a sorbos después de las comidas, durante 2 semanas.

Ingredientes: 30 g de hojas de menta piperita, 30 g de milenrama, 15 g de hojas de sen, 10 g de cominos, 10 g de frutos de hinojo.

- De 1 a 2 cucharaditas de la mezcla para 1 taza de agua como infusión, dejar reposar durante 15 minutos. Beber 1 taza por la mañana y otra por la noche, como máximo durante 1 semana.

Ingredientes: 30 g de cominos, 30 g de anises, 20 g de argentina, 20 g de hojas de sen, 10 g de raíz y hierba de diente de león, 10 g de hojas de menta piperita + 1 cucharada para 2 tazas como infusión.

❏ Beber 1 taza a sorbos por la mañana y por la noche, como máximo durante 1 semana.

Ingredientes: Hojas de menta piperita, fumaria, hierba de espino albar, raíz de diente de león.

❏ 1 cucharadita para 1 taza de agua como infusión, dejar reposar durante 10 minutos y beber de 1 a 2 tazas distribuidas durante el día.

Ingredientes: 60 g de agrimonia, 30 g de ajenjo.

❏ 1 cucharadita para 1 taza como infusión, dejar reposar durante 2 minutos y beber a sorbos esta tisana lo más caliente posible.

Ingredientes: 30 g de cardo bendito, 30 g de ajenjo, 30 g de hojas de menta piperita, 20 g de cominos

❏ 1 cucharadita para 1 taza de agua como infusión, dejar reposar durante 15 minutos, colar y beber 3 tazas distribuidas a lo largo del día.

Ingredientes: Raíz y hierba de diente de león, corteza de arraclán, hojas de menta piperita.

❏ 1 cucharadita para 1 taza de agua como infusión, dejar reposar durante 10 minutos, colar y beber algunos sorbos varias veces al día.

➡ En caso de cálculos biliares, las tisanas no deben tomarse sin prescripción médica: podrían provocar el desplazamiento de los cálculos y causar cólicos. Una buena prevención contra los cálculos biliares es beber por las noches una taza de leche caliente antes de irse a dormir. De esta manera se vacía la vesícula y por la noche no pueden formarse cálculos.

Dolencias reumáticas

Residuos y toxinas en la sangre

Reúma es una palabra genérica que sirve para designar distintas dolencias de los huesos, las articulaciones y los músculos como, por ejemplo, artrosis y lesiones de la columna vertebral, tendovaginitis, gota y poliartritis crónica. Las inflamaciones reumáticas agudas quedan en manos del médico. El naturópata interviene en muchas de las formas del reumatismo de curso lento y crónico debido a fenómenos de desgaste de las articulaciones y de la columna vertebral.

La primera medida esencial en el caso de las enfermedades reumáticas es averiguar si existen otros posibles focos patógenos en el cuerpo. Hágase una exploración en busca de inflamaciones crónicas, en particular en la dentadura, las amígdalas y los senos accesorios.

Otro medio puede hacer necesario un eventual cambio del metabolismo. Se recomiendan además frecuentes baños, envolturas, vapor o aire caliente, así como pomadas estimuladoras de la circulación. Todo esto debe consultarse individualmente con un terapeuta experimentado.

Muchas causas posibles

Si padece artritis, dolor de espalda o ciática debería verificar también su dieta, posturas y modos de moverse. A menudo se generan posiciones erróneas que pueden corregirse. Pero también los problemas emocionales pueden ser desencadenantes. Puesto que se sabe todavía poco acerca de las causas, en el tratamiento de la poliartritis no se intenta conseguir en primer término una curación sino el alivio de las molestias.

Las medidas fisioterapéuticas, como por ejemplo la gimnasia, desempeñan a este respecto un papel importante.

Evitar los residuos

El objetivo común del tratamiento naturópata de distintas enfermedades reumáticas es eliminar de los tejidos los residuos metabólicos y apaciguar las inflamaciones crónicas. Si los procesos metabólicos no funcionan del todo bien, los procesos de desintegración y desintoxicación se encuentran desequilibrados en nuestro cuerpo. Las sustancias residuales procedentes de los tejidos y de la sangre, como los ácidos láctico y úrico, así como los productos tóxicos ambientales, no se degradan lo suficiente sino que se depositan primero en el tejido conjuntivo y después también en las vértebras y las articulaciones. Esto sucede, sobre todo, cuando nuestros sistemas de defensa y de desintoxicación, en particular el hígado, están sobrecargados.

Un tejido conjuntivo intacto garantiza que los órganos que rodea están suficientemente alimentados y que la sangre y la linfa pueden recoger las sustancias residuales de las células corporales para su retirada. Si se produce una acumulación de residuos, dependiendo de la predisposición se favorecen determinadas enfermedades, que en los reumáticos son afecciones articulares de naturaleza, inflamatoria tules como la poliartritis, o de naturaleza degenerativa como las artrosis. También debemos mencionar la espondiloartritis anquilosante, una inflamación crónica de la columna vertebral que da lugar a una rigidez creciente.

Curas depurativas

Las más adecuadas para depurar, cambiar el metabolismo y eliminar los residuos son las curas del tipo de un día de ayuno, la cura de arroz, la cura de hierbas silvestres frescas o la cura con determinadas tisanas de hierbas. Las épocas más favorables para hacerlo son las estaciones de transición, la primavera y el otoño. Paralelamente, puede consumir ensaladas de hojas jóvenes de diente de león y de ortiga, así como berros, que estimulan el metabolismo.

- Ayuno: en casa puede seguirse sin problemas una cura de tres días de ayuno. Después de vaciar bien el intestino (sal de Glauber, enema) consuma durante este tiempo solo jugos o caldos de hortalizas (1 litro al día). Al cabo de 3 días, reanudar lentamente la alimentación normal. Ayunos más prolongados deberán hacerse bajo control médico.
- Arroz: destine durante varias semanas 1 día semanal al arroz. Consuma durante este día exclusivamente arroz integral (200 g) cocido sin sal. Para mejorar el sabor puede cocer al mismo tiempo 3 o 4 manzanas (peladas y cortadas en trozos). Tomar 1 porción 3 veces al día.
- Tisana curativa: para influir con posterioridad sobre el metabolismo deberán emplearse en forma de cura las plantas correspondientes. Beba durante un período prolongado una tisana determinada. Después de un descanso (6 a 12 meses), repita la cura.

Cambio de metabolismo

Las tisanas para el reúma no solo alivian los dolores y la inflamación sino que también estimulan la secreción de los riñones, del intestino y de la piel, así como la degeneración de las toxinas en el hígado. Una cura con tisanas puede influir también sobre el metabolismo celular. Sirve para limpiar el tejido conjuntivo y vitalizarlo, de manera que los cartílagos y las articulaciones vuelven a estar mejor alimentados y pueden eliminarse las sustancias residuales. Todo esto se denomina cambio del metabolismo y depuración. El mismo objetivo persiguen las tisanas para depurar la sangre.

Plantas medicinales eficaces para el metabolismo

Las dolencias reumáticas suelen ser de larga duración y de naturaleza crónica. Lo mismo los empeoramientos que las mejorías se producen de manera paulatina en el transcurso de meses, e incluso de años. Para conseguir un cambio del metabolismo es necesario emplear la tisana en cuestión durante un período prolongado en forma de cura. Antes de repetir la cura deberá dejar una temporada de descanso de 6 a 12 meses, durante la cual podrá tomar una tisana con otras plantas medicinales después de hacer una consulta con el terapeuta. En muchas ocasiones es necesario intervenir de forma particularmente intensa sobre el metabolismo, en tal caso deberá, consultar con su médico o su naturópata. Cuando la enfermedad es prolongada, las tisanas para el reúma deberían combinarse con otras de principios amargos, revitalizantes, en especial con ácoro verdadero y angélica. Las tisanas deshidratantes no son adecuadas para uso prolongado si se padece del riñón o si existen edemas a consecuencia de enfermedades cardíacas o renales, y durante el embarazo tomar solo después de consultar al médico.

De la multitud de plantas medicinales utilizadas con las enfermedades reumáticas, se han seleccionado las más importantes.

Hojas de abedul:

Las hojas de abedul, debido a su suave efecto deshidratante, estimulador y modificador del metabolismo, son un componente importante de las tisanas para el reúma.

- ❏ Para una tisana simple se usan 2 cucharaditas para 1 taza de agua como infusión, tomándola 3 veces diarias. Se recomienda además una cura de jugo de abedul de 3 semanas en la que deberá beberse 1 vaso del mismo 3 veces al día, después de cada una de las comidas.

Dulcamara:

La dulcamara es un remedio eficaz para modificar el metabolismo y resulta ligeramente diurética.

- ❏ Se utiliza 1 cucharadita de la parte superior de los tallos para 1 taza de agua como infusión. Se bebe 1 taza por la mañana y otra por la noche por espacio de 2 semanas.

> ➡ En caso de dosis excesivas se producen intoxicaciones con alteraciones en el habla, malestar y espasmos. Por este motivo, la dulcamara no deberá tomarse sin haber consultado primero a un profesional.

Vainas de judía:

Las vainas de judía se emplean en numerosas tisanas a causa de su fuerte acción diurética:

- ❏ Cocer brevemente 1 cucharada de las vainas con 1 taza de agua, dejar reposar durante 5 minutos y beber 1 taza 3 veces al día. Estas vainas son las de color blanco–amarillento que contienen las semillas blancas maduras.

Ortiga:

Las hojas de la ortiga mayor son uno de los mejores depurativos de la sangre. Sirven para conseguir un cambio general del metabolismo y para eliminar residuos. La ortiga tiene un efecto diurético, activa la digestión y sirve de ayuda en las enfermedades reumáticas y la gota, así como de prevención contra los cálculos renales.

❑ Se ponen 2 cucharaditas para 1 taza de agua como infusión y se beben de 2 a 3 tazas diarias. O bien: 2 cucharaditas para 1 taza de agua como decocción de 5 minutos, 2 tazas diarias. Deberá beberse la tisana por espacio de 4 a 6 semanas. También se recomienda la toma de 1 cucharada de jugo de ortiga 3 veces diarias durante 4 semanas. Las hojas tiernas de la ortiga pueden consumirse también en primavera como verdura o en ensaladas.

Raíz de bardanera:

La raíz de bardanera se utiliza a menudo en tisanas depurativas de la sangre, en particular para las enfermedades cutáneas. Es diurética y diaforética, utilizándose también en los trastornos hepáticos y de la vesícula biliar:

❑ Verter 1 taza de agua fría sobre 1 cucharadita, dejar reposar durante 5 o 6 horas y dar vueltas de vez en cuando; dar un corto hervor y beber de 2 a 3 tazas diarias.

Raíz y diente de león:

El diente de león es una planta medicinal estimuladora del metabolismo y depurativa de la sangre. Elimina toxinas estimulando los riñones y favoreciendo la actividad del hígado y de la vesícula biliar. Se utiliza en las dolencias reumáticas crónicas, en los trastornos digestivos y en las inflamaciones de las vías urinarias:

❏ Verter 1 taza de agua fría sobre 1 o 2 cucharaditas, cocer durante 1 minuto y dejar reposar por espacio de 10 minutos. Beber 1 taza por la mañana y otra por la noche durante 4 semanas. O bien, tomar durante el mismo periodo de tiempo el jugo fresco (1 cucharada en medio vaso de agua) por la mañana y por la noche.

> ➡ No debe utilizarse en caso de dolencias hepáticas y de la vesícula biliar. En las personas con estómago delicado son posibles a veces irritaciones de la mucosa.

Raíz de zarzaparrilla alemana:

La raíz de zarzaparrilla alemana es un buen depurativo de la sangre, aunque a menudo infravalorado. Contiene, además, ácido silícico para la síntesis de tejidos.

❏ Se vierte 1 taza de agua fría sobre 1 cucharadita, se calienta hasta la ebullición y se deja reposar durante 10 minutos. Tomar 1 taza 2 veces al día.

Primavera:

El párroco Kneipp fue un gran aficionado a esta planta que, aunque puede emplearse sobre todo contra la tos, sirve también como depurativo de la sangre: de 1 a 2 cucharaditas de la raíz para 1 taza como decocción, 2 a 3 tazas diarias. Con las flores, que tienen un efecto suave, se prepara una infusión:

❏ 2 cucharaditas para 1 taza, 3 tazas diarias. O bien: calentar 2 cucharaditas con 1 taza de agua y cocer de 3 a 5 minutos, igualmente 3 tazas diarias. A veces pueden producirse alergias.

Rapónchigo:

El rapónchigo africano es un excelente remedio para cambiar el metabolismo, que actúa sobre el reúma. Goza en la medicina popular africana de fama de geriátrico (para enfermedades de la vejez) y panacea universal. Se han podido demostrar científicamente sus propiedades antirreumáticas, antiinflamatorias y ligeramente analgésicas. Otros análisis realizados señalan también sus buenos efectos en caso de aumento del nivel de colesterol, trastornos en el metabolismo de las grasas y diabetes. La raíz es muy amarga.

❏ Se utilizan los tubérculos de las raíces laterales: extraer en frío durante la noche 1 cucharadita de los tubérculos y durante 4 semanas, antes de la comida del mediodía y de la cena, beber a sorbos 1 taza tibia de este líquido.

> ➡ El rapónchigo no deberá utilizarse si existen úlceras gástricas o duodenales, y en caso de cálculos biliares solo después de consultar a su médico o naturópata.

Plantas medicinales que contienen ácido silícico como equiseto menor, hierba de las calenturas, grama, lelosiña y brezo refuerzan la síntesis de los tejidos. El ácido silícico estira y fortalece los tejidos. En caso de dolencias venosas a consecuencia de una debilidad congénita del tejido conjuntiva, como varices o hemorroides, y en caso de debilidad de los tendones, desgarros producidos en la práctica del deporte o también en enfermedades crónicas de larga duración, las plantas que contienen ácido silícico resultan muy apropiadas.

Algunas otras plantas importantes en el tratamiento del reúma ya se han descrito de manera detallada en otros lugares de este libro: plantas analgésicas que contienen ácido salicílico como la ulmaria, la corteza de sauce y la violeta, las flores de saúco y de tilo que son diaforéticas, el enebro de propiedades diuréticas y estimulantes del metabolismo y la milenrama, antiinflamatoria y estimulante del metabolismo

Mezclas para dolencias reumáticas y gota

Ingredientes: 15 g de vainas de judía, 15 g de corteza de sauce, 5 g de flores de ulmaria, 5 g de brezo, 5 g de milenrama.

❏ 2 cucharaditas para 3 tazas de agua, reducir por cocción hasta 2 tazas y beber 1 taza por la mañana y otra por la noche.

Ingredientes: 15 g de corteza de sauce, 15 g de ulmaria, 10 g de equiseto, 10 g de ortiga.

❏ 1 cucharadita para 1 taza de agua como infusión, beber cuando haga falta 1 taza 3 veces al día.

Ingredientes: Vainas de judía, corteza de sauce, raíz de genciana, brezo milenrama.

❏ Cocer 2 cucharaditas con 1 taza de agua, dejar reposar después durante 10 minutos, beber 1 taza 3 veces al día, a ser posible antes de las comidas.

Consejos para las enfermedades reumáticas

Las curas de metabolismo solo pueden servir si sigue una dieta errónea y consume demasiado alcohol, nicotina y dulces.

❏ La sauna y los baños de vapor sirven para eliminar toxinas al estimular la secreción de la piel. Además se estimula la actividad metabólica. No deben emplearse en caso de enfermedades cardiocirculatorias y al comienzo de los resfriados.

❏ Los preparados enzimáticos tienen efectos antiinflamatorios y reductores de la hinchazón. Pregunte a su médico o naturópata cuáles son recomendables en su caso.

Ingredientes: Hojas de abedul, ortiga.

❏ 2 cucharaditas para 1 taza como infusión, tomar 2 a 3 veces diarias durante 1 semana.

Ingredientes: 50 g de fumaria, 30 g de raíz y hierba de diente de león, 20 g de milenrama.

❏ 1 cucharadita para 1 taza de agua como infusión, beber 3 veces al día durante 6 semanas.

Ingredientes: 25 g de hojas de ortiga, 25 g de raíz y hierba de diente de león, 15 g de equiseto menor, 10 g de hojas de abedul, 10 g de escaramujo.

❏ 1 cucharadita para 1 taza de agua como infusión, beber de 2 a 3 tazas diarias durante 4 semanas.

Ingredientes: 15 g de corteza de sauce, 15 g de hojas de abedul, 10 g de flores de saúco, 10 g de milenrama, 10 g de raíz de gatuña, 5 g de bayas de enebro, 5 g de de raíz de regaliz.

❏ 2 cucharaditas para 1 taza de agua como infusión, dejar reposar durante 10 minutos, beber 1 taza 3 veces diarias. La duración de aplicación de esta tisana será de 4 semanas.

Ingredientes: 20 g de raíz de grama, 20 g de flores de ulmaria, 20 g de raíz de zarzaparrilla alemana, 20 g de tallos de dulcamara, 10 g de bayas de enebro, 10 g de escaramujos.

❏ Verter 1 taza de agua fría sobre 1 cucharadita, calentar y dejar hervir a fuego lento durante 5 minutos. Beber 2 tazas calientes al día durante 4 semanas.

Ingredientes: Raíz de zarzaparrilla alemana, raíz de regaliz, lelosiña, pulmonaria, equiseto menor.

❑ 3 cucharaditas con medio litro de agua como infusión, beber caliente durante 2 semanas distribuyéndola a lo largo del día.

Ingredientes: Lelosiña, equiseto menor, hierba de las calenturas, brezo.

❑ 2 cucharaditas para 1 taza de agua como infusión, 2 tazas diarias durante 4 semanas.

Ingredientes: Hojas de diente de león.

❑ 1 cucharada para 1 taza de agua como infusión, beber 1 taza por la mañana y otra por la noche durante 6 semanas, a ser posible mejor como cura de primavera. En otoño se recomienda una cura de 4 semanas con jugo o jarabe de enebro (1 cucharada por la mañana y otra por la noche).

Apósitos que alivian la inflamación

❑ Debido a sus propiedades antiinflamatorias, las semillas de alholva están indicadas para aliviar las dolencias en las articulaciones reumáticas inflamadas. Para ello se mezcla 1 cucharada de las semillas en polvo con algo de agua hirviendo y se aplica una capa del grosor de un mango de cuchillo sobre un paño de algodón, de lino o de gasa, colocándose a continuación tibio sobre la articulación inflamada. A veces son posibles las irritaciones cutáneas de tipo alérgico.

❑ Los apósitos con hojas de col han dado muy buenos resultados, en especial en las articulaciones artríticas algo inflamadas. Quite el nervio central grueso de las hojas, páseles ligeramente un rodillo de empanadillas y colóquelas sobre la piel. Envuélvalo después con un paño. La piel se enrojecerá, de manera similar a como sucede con los sinapismos. La duración de aplicación del apósito dependerá de la tolerancia. Las pieles sensibles pueden reaccionar con irritaciones y formación de ampollas.

Apósitos y fricciones para dolencias no inflamatorias

❏ Un saquito con flores de heno muy caliente es adecuado para un tratamiento estimulante con calor. Tiene un efecto relajante de la musculatura, analgésico, estimulante del riego sanguíneo y favorecedor del metabolismo en las dolencias reumáticas crónicas, así como después de accidentes que hayan afectado a las articulaciones, los músculos y los tendones. El heno conserva el calor durante un largo tiempo y el efecto estimulante sobre el riego sanguíneo se obtiene a través de la cumarina que contiene. Los saquitos con flores de heno se pueden comprar ya preparados.

❏ Se introduce el saco en una olla con agua que acaba de romper a hervir y se le deja durante 2 minutos, colocando la tapa. Se comprime un poco el saquito y se coloca sobre la zona afectada lo más caliente que se soporte, dejándolo por espacio de 40 minutos.

❏ Envuélvalo con un paño grueso para mantener el calor. No debe emplearse en caso de inflamaciones agudas. Se han observado en ocasiones reacciones alérgicas, que podrían ser de naturaleza fotoalérgica.

❏ Para los dolores de espalda y los debidos al desgaste o el esfuerzo excesivo en la zona de los hombros, resultan eficaces las fricciones con aceites esenciales como aceite de cayeput, de agujas de pino, de romero, de eucalipto y alcanfor, así como los emplastos con pimentón (emplasto ABC). Resultan igualmente recomendables los apósitos de flores de heno. Para los espasmos musculares sirve apretar los músculos dolidos o aplicar una toda muy caliente. Para el dolor de nuca, colocar un rodillo muy caliente o una toalla muy caliente envuelta en plástico.

❏ Un remedio acreditado contra los dolores de la ciática y del lumbago es azotarse con ortigas, aunque no todo el mundo lo tolera. El veneno de la ortiga penetra en la piel y después de un breve escozor provoca un aumento del riego sanguíneo con una sensación de calor duradera. Para ello corte, provisto de unos guantes, algunas hojas jóvenes de ortigas en flor y haga un ramillete. Golpear en la parte del cuerpo dolorida durante 3 días sucesivos con el ramillete de ortigas. Es imprescindible hacer después una pausa para evitar una reacción excesiva del cuerpo al veneno de la ortiga. Después del tratamiento no debe tocarse el agua, pues de lo contrario comenzaría de nuevo el escozor.

Tisanas depurativas de la sangre para cambiar el metabolismo

Las tisanas depurativas de la sangre son útiles para las dolencias reumáticas, ya que lo mismo que las tisanas contra el reúma sirven para estimular el metabolismo, desintoxicar y eliminar residuos. Para las tisanas depurativas se utilizan a menudo las mismas plantas medicinales que para las del reúma, aunque no contienen sustancias analgésicas. Resultan particularmente adecuadas para utilizar en las curas depurativas de primavera y de otoño.

En las tisanas para depurar la sangre y eliminar residuos mire si contienen plantas diuréticas o deshidratantes. En tal caso no estarán indicadas para un uso prolongado. En el caso de las afecciones renales, de edemas (acumulación de líquidos) a causa de enfermedades cardíacas y del embarazo, las tisanas depurativas de la sangre solo se utilizarán después de haberlo consultado con el médico o el naturópata.

Ingredientes: 20 g de raíz y hierba de diente de león, 15 g de violeta, 15 g de corteza de arraclán, 10 g de flores de saúco, 10 g de equiseto menor, 5 g de frutos de hinojo.
- 1 cucharadita para 1 taza de agua como infusión, beber 1 taza 2 o 3 veces diarias durante 1 semana.

Ingredientes: Hojas de abedul, corteza de arraclán, hojas de ortiga.

❏ 1 cucharadita para 1 taza de agua como infusión, beber 1 taza 2 o 3 veces diarias durante 1 semana.

Ingredientes: 40 g de hojas de ortiga, 30 g de raíz de bardanera, 30 g de raíz de grama.

❏ Hervir a fuego lento durante 15 minutos 1 o 2 cucharaditas en 1 litro de agua. Beber 1 taza por las mañanas con el estómago vacío, tomando otra más después de unos 15 o 30 minutos, a lo largo de 1 o 2 semanas.

Ingredientes: Raíz de zarzaparrilla alemana, raíz de bardanera, cardo bendito, raíz de grama, flores de tilo, raíz de gatuña, escaramujos.

❏ 1 cucharadita para 1 taza de agua, dejar reposar en frío durante 2 horas dando vueltas de vez en cuando, calentar a continuación y hervir a fuego lento durante 3 minutos. Tomar 2 tazas diarias durante 4 semanas.

Ingredientes: 30 g de zarzamora, 30 g de hojas de ortiga, 15 g de flores de saúco, 15 g de raíz y hierba de diente de león.

❏ 1 cucharadita para 1 taza de agua como infusión, beber a sorbos 1 distribuyéndola a lo largo de todo el día, por espacio de 3 a 4 semanas.

Ingredientes: Bayas de enebro, milenrama, ortiga.

❏ cucharadita para 1 taza como infusión, de 2 a 3 tazas diarias por espacio de 3 semanas.

Ingredientes: 50 g de violeta, 25 g de ortiga, 25 g de hojas de saúco, 15 g de raíz de bardanera.

❏ 1 cucharadita para 1 taza como infusión, de 2 a 3 tazas diarias, beber por espacio de 3 a 4 semanas.

Ingredientes: 25 g de hojas de abedul, 20 g de equiseto menor, 10 g de raíz de gatuña, 10 g de milenrama, 10 g de madera de guayaco, 10 g de ortiga, 5 g de frutos de enebro, 5 g de ramas de dulcamara, 5 g de corteza de arraclán.

❏ Verter 1 taza de agua hirviendo sobre 2 cucharaditas y hervir durante 10 minutos a fuego lento, tomar 1 taza 2 o 3 veces diarias por espacio de 2 semanas.

Ingredientes: 10 g de semillas de hinojo molidas, 10 g de bayas de enebro molidas, 5 g de semillas de alholva, 5 g de polvo de aloe.

❏ 1 cucharadita de la mezcla en 1 taza de agua, cocer durante un cuarto de hora a fuego lento, colar y beber a sorbos durante 2 días sucesivos 1 taza o bien 1 taza distribuida entre 2 días.

Ingredientes: 50 g de hojas de arándano, 20 g de vainas de judía, 20 g de ortiga.

❏ 2 cucharaditas con 1 taza de agua como infusión.

Dislocaciones, luxaciones y contusiones

En caso de dislocaciones, luxaciones y contusiones lo más importante es enfriar para amortiguar la tumefacción. Además de hielo, se pueden utilizar también bolsas de gel sacadas del congelador. Colocar un paño entre la bolsa de hielo y la piel para evitar congelaciones.

Después de 20 minutos de enfriamiento hacer una pausa de la misma duración, repitiendo a continuación el enfriamiento. Entre las fases de enfriamiento con hielo o gel se recomienda colocar una envoltura con apósitos de agua fría empapados, por ejemplo, con tintura de árnica. Después de utilizar durante varias horas el hielo y los apósitos de agua fría, colocar arcilla medicinal:

❏ Mezclar 1 cucharada de la arcilla con 1 vaso de agua fría, empapar con ello un paño de algodón o lino y colocarlo sobre la zona lesionada. Envolverlo con una gasa y dejarlo puesto durante la noche. Al día siguiente, emplear de nuevo apósitos y pomadas. Más tarde únicamente serán necesarias las pomadas. Si existieran sospechas de una posible fractura, deberá averiguarse de inmediato.

Raíz de consuelda:

La raíz de consuelda, junto con el árnica, es, debido a la alantoína que contiene, una de las plantas medicinales más importantes para las lesiones en los huesos, las articulaciones y los músculos, en las contusiones y en las dislocaciones. No obstante debe evitarse el uso interno ya que se han encontrado en las hojas y las raíces alcaloides de pirrolizidina, de los que se sospecha que son cancerígenos. En uso externo hay que limitar la dosis. Deberá utilizar pastas y pomadas adquiridas en el comercio especializado, en las que las cantidades de principios activos están perfectamente ajustadas.

Apósitos después de lesiones:

Especialmente en las lesiones deportivas resultan de utilidad los apósitos de flores de árnica, raíz de consuelda y equiseto menor:

❏ De 2 a 3 cucharadas de la mezcla para 3 tazas de agua como infusión, dejar reposar durante media hora y dejar enfriar. Cambiar los apósitos cada hora. También los apósitos solo con tintura de árnica (1 cucharada en 3 tazas de agua como infusión) son muy eficaces. Utilice exclusivamente, o de manera adicional, pomadas con consuelda, árnica, brusco común o trébol de olor, que puede adquirir en los comercios especializados.

Las contusiones y las dislocaciones suelen ir acompañadas de hematomas. Aparecen cuando los vasos resultan lesionados. Al comienzo son de color azul intenso o violeta, aunque al cabo de unos días adquieren una tonalidad amarillenta o verdosa, hasta que acaban por desaparecer. También como medida contra los hematomas han dado buenos resultados los apósitos con hojas de col machacadas.

> ➡ Atención: como ya se ha mencionado antes, pueden producirse irritaciones en la piel. Si se genera demasiado calor, retirar el apósito de col.

Por las razones citadas con anterioridad, los apósitos exclusivamente con consuelda son desaconsejables. Se recomienda muchas veces aplicar sobre la zona lesionada una papilla de raíces de consuelda machacadas. No lo haga. En lugar de ello, haga una prueba con patata cruda rallada, que se mezcla con un poco de leche. También las fricciones con aceite esencial de alcanfor aceleran el proceso de curación. Las infusiones en apósitos no son perjudiciales.

Los hematomas en las cápsulas articulares debe tratarlos inmediatamente el médico, puesto que los ligamentos podrían adherirse a la articulación.

Enfermedades metabólicas

Diabetes

La diabetes es una enfermedad metabólica en la que se han alterado, los procesos normales del metabolismo. Afecta en particular al aprovechamiento de los hidratos de carbono. El cuerpo en condiciones normales los degrada, transformándolos en glucosa, que después llega a la sangre a través de la mucosa intestinal. A consecuencia de ello, la concentración de azúcar en sangre aumenta, aunque solo de manera transitoria ya que con ayuda de la insulina, una hormona producida en el páncreas, la glucosa llega a las células del cuerpo que la necesitan. El exceso de azúcar se almacena.

Una persona sana tiene un nivel de azúcar en sangre relativamente constante, de unos 100 miligramos de azúcar en 100 gramos de sangre. Si se produce una cantidad insuficiente de insulina o disminuye la eficacia de esta, tiene lugar una sobresaturación de la sangre con azúcar y los riñones deben eliminarla con la orina. El azúcar en la orina, la micción frecuente y una sed intensa son por lo general los primeros síntomas de la diabetes.

Sus causas

La predisposición a la diabetes puede ser hereditaria. Sin embargo, con frecuencia la causa desencadenante es el modo de vida que uno lleva. En ocasiones, también, la diabetes se presenta de manera súbita y por razones desconocidas.

Las plantas medicinales desempeñan un papel secundario en el tratamiento de esta enfermedad. El tratamiento fundamental es el de insulina y dieta prescritos por el médico. En ningún caso debe confiarse exclusivamente en las propiedades de las tisanas antidiabéticas suprimir la insulina y dejar de seguir la dieta, incluso aunque se sufra solo una diabetes senil leve. La amenaza es sufrir graves secuelas, tales como trastornos del riego sanguíneo o arteriosclerosis.

Plantas medicinales reductoras del nivel de azúcar

En distintas plantas medicinales se ha encontrado glucoquinina, que actúa reduciendo el nivel de azúcar en sangre. Su empleo tiene sentido solo en una diabetes leve que todavía no se manifieste –sobre todo en personas mayores– y exclusivamente con la autorización expresa y la vigilancia del terapeuta.

Vainas de judía:

Las vainas maduras de la judía común son importantes en el tratamiento de la diabetes gracias a dos de sus componentes: sustancias reductoras del nivel de azúcar en sangre y cromo, que es importante en el metabolismo de los hidratos de carbono y es uno de los componentes de la molécula de insulina. Se cuece un manojo de vainas de judía en 1/2 litro de agua hasta que quede reducido a la mitad y se bebe el líquido en dos porciones, una por la mañana y otra por la noche.

Hojas de arándano:

Las hojas de arándano contienen mirtilina, que recibe también el nombre de insulina vegetal.

Se ponen 2 cucharaditas para 1 taza de agua como infusión y se beben de 2 a 3 tazas diarias. El consumo continuado de hojas de arándano puede provocar intoxicaciones. Por ese motivo, se emplearán exclusivamente bajo el control de un profesional.

Cebolla:

También la cebolla contiene glucoquinina y, además, es deshidratante. Ya que su efecto es suave, su consumo dentro de una dieta es muy recomendable: cruda con pan o sal, como jugo recién exprimido (1 cucharadita 3 o 4 veces diarias para una cura de 3 semanas), decocción (picar muy fina 1 cebolla mediana y cocerla en 4 tazas de agua hasta reducirla a 3 tazas; beber varias veces al día 1 cucharada por espacio de varios días) o extracción en frío (dejar reposar durante 24 horas 1 cebolla picada fina en 4 tazas de agua y beberla distribuida a lo largo de 2 días).

Diversas formas de la diabetes

En los diabéticos cabe distinguir entre el tipo I y el tipo II, así como las formas intermedias.

- ❏ En el tipo I se habla también de la diabetes juvenil puesto que a menudo se presenta ya en la infancia. En este caso, es probable que desempeñen un papel decisivo determinadas infecciones que destruyen las células productoras de insulina.
- ❏ En el tipo II llamada diabetes senil, aunque no afecta exclusivamente a las personas mayores. En este tipo, los factores desencadenantes son, sobre todo, el exceso de peso y una alimentación unilateral. Por lo general no es que falte la insulina sino que actúa de modo limitado.

Consejos para la dieta de la diabetes

Las plantas que contienen inulina (no confundir con la insulina) son muy adecuadas para incluir en una dieta para la diabetes ya que poseen un valor de saturación superior a la media; por ejemplo ínula, alcachofa, escorzonera, bardanera, girasol y tupinambo, un pariente del girasol cuyos tubérculos pueden consumirse como hortaliza. Un saludable muesli de cereales integrales tiene también un buen efecto de saturación.

Mezclas para la diabetes

Ingredientes: Vainas de judía, hojas de arándano, ortiga, bayas de enebro.

❑ 1 cucharadita para 1 taza de agua como infusión, 3 tazas diarias, 1 durante 4 semanas.

Ingredientes: Ruda cabruna, hojas de menta piperita, ortiga, raíz y hierba de diente de león.

❑ 2 cucharadas de la mezcla para medio litro de agua como infusión, dejar reposar durante 20 minutos, tomar durante 8 semanas 1 taza 3 veces al día.

Ingredientes: 15 g de frutos de espino albar, 10 g de centaura, 10 g de hojas de arándano, 10 g de hojas de zarzamora, 10 g de hojas de salvia, 10 g de ortiga, 10 g de violeta, 5 g de hojas de romero, 5 g de bayas de enebro.

❑ 1 cucharadita para 1 taza de agua como infusión, dejar reposar durante 10 minutos y beber 2 tazas diarias. Esta tisana deberá emplearse como cura por un periodo de 4 semanas. Ninguna de estas tres tisanas se emplearán durante el embarazo ni en enfermedades inflamatorias del riñón.

Sobrepeso

El sobrepeso se produce, especialmente, por exceso en la comida y falta de ejercicio. Las causas hormonales genéticas son bastante raras. La acumulación de grasas en el cuerpo aumenta cuando el aporte de calorías en forma de alimentos y alcohol supera las necesidades individuales de energía. Quien quiera adelgazar deberá registrar en primer lugar qué, cuándo, cuánto, por qué y con quién come, con objeto de investigar sus costumbres culinarias. Cuando se ha observado uno con todo detalle se descubre, quizá, que la comida es muchas veces el sustitutivo de otra necesidad. Posiblemente se necesite atención o se sienta uno solo, aburrido o insatisfecho. Si ha averiguado las causas de su «exceso», probablemente le resultará más sencillo adelgazar durante un período prolongado con ayuda de un cambio de régimen, y mantener después también el peso; pero déjese tiempo suficiente para acostumbrarse a una dieta cruda o integral. No todos los estómagos soportan grandes cantidades de alimentos crudos. Guárdese también de hacer comparaciones, pues lo que a uno le gusta y tolera puede resultar perjudicial para otro. Procure también garantizar un aporte suficiente de líquidos.

Adelgazar de manera eficaz

Las dietas «correctas» solo son lógicas en el caso de las enfermedades dependientes de la alimentación como la diabetes, donde hay que evitar determinados alimentos. Por el contrario, el 95% de todas las dietas destinadas a la pérdida de peso solo tienen éxito a corto plazo, pues al cabo de algún tiempo se vuelve a recuperar el antiguo peso o incluso se supera. Tampoco el ayuno sirve para adelgazar, sino solo para depurar y desintoxicar. La pérdida de peso, a veces muy grande, se debe en gran medida a una pérdida de agua.

Para una pérdida real de peso de 10 a 15 kilos habría que pasar hambre sin interrupción por espacio de 60 a 90 días. Dura tanto tiempo ya que el cuerpo reduce su consumo de energía cuando recibe pocos nutrientes.

Si quiere adelgazar y cambiar sus hábitos culinarios y su alimentación, las tisanas laxantes y deshidratantes forman un buen comienzo. Las tisanas depurativas de la sangre son después igualmente útiles. Lo mejor es que al principio beba durante 3 días una tisana laxante y continúe después con la tisana modificadora del metabolismo. En caso de estancarse la pérdida de peso, beber de nuevo durante 3 días una tisana laxante (como mínimo 2 semanas después de la última toma) y a continuación una tisana depurativa de la sangre que cambie el metabolismo. Son útiles también las alcachofas y el ajo, que reducen el nivel de grasa en sangre. Al mismo tiempo, por supuesto, habría que comer menos: lo mejor es comer solo cuando se tenga hambre.

Tisana laxante y diurética

Ingredientes: 15 g de hojas de sen, 15 g de corteza de arraclán, 10 g de raíz, y hierba de diente de león, 10 g de frutos de perejil, 10 g de frutos de hinojo, 10 g de hojas de menta piperita.

❏ 1 a 2 cucharadas para medio litro de agua como infusión, dejar reposar durante 30 minutos, colar y beber por la mañana toda la cantidad fría. En ocasiones pueden producirse irritaciones de estómago e intestino. En este caso prescinda de inmediato de la tisana.

Hiperfunción del tiroides

La glándula tiroides regula la actividad del metabolismo. La emisión de sus hormonas estimula los procesos de combustión de las grasas y de los hidratos de carbono en nuestro cuerpo. Un nivel equilibrado de hormonas es también el requisito previo para un crecimiento uniforme y un desarrollo corporal general. La hiperfunción de la glándula tiroides se manifiesta, entre otras cosas, en palpitaciones del corazón, nerviosismo y pérdida de peso. Si se ha detectado un funcionamiento excesivo, después de consultar con un terapeuta se pueden utilizar algunas plantas medicinales para los casos más leves.

Plantas medicinales de acción hormonal

Menta de lobo:

Tanto la menta de lobo, o marrubio acuático, americana como europea son útiles para la hiperfunción del tiroides. Los efectos hormonales de esta planta sobre la hipófisis y con ello también sobre la glándula tiroides se han constatado científicamente. Para fines terapéuticos se emplean, por lo general, preparados ya listos. Como tisana poner de 1 a 2 cucharaditas para 1 taza como infusión, beber durante 4 semanas 2 tazas diarias.

➡ La menta de lobo no debe tomarse en caso de hipofunción del tiroides o aumento del tamaño de este sin molestias.En ocasiones, el consumo de menta de lobo propicia el aumento en el tamaño del tiroides

Problemas del tracto digestivo

Un complejo circuito

La digestión es un proceso sumamente complicado en el que colaboran diferentes órganos. Su control discurre a través de circuitos complejos, que parten del sistema nervioso vegetativo y pasan por las hormonas.

El aparato digestivo de un adulto incluye un tubo digestivo de hasta nueve metros de largo (en los niños es de unos seis metros de largo) formado por la cavidad bucal, la faringe, el esófago, el estómago, el intestino delgado y el intestino grueso, así como la vesícula biliar, el hígado y el páncreas.

Las capas musculares de las paredes del estómago y del intestino se encargan de producir movimientos ondulatorios rítmicos para mezclar y hacer avanzar el alimento. Por el interior las paredes van revestidas de una mucosa, en la que se encuentran célula para la absorción del alimento disgregado en sus distintos componentes.

Además aquí, lo mismo que en la cavidad bucal, el páncreas y el hígado, se producen jugos digestivos. En la vesícula biliar se concentra la bilis producida en el hígado y de acción digestiva, se almacena y cuando hace falta se vierte al intestino.

El hígado y el páncreas

En el hígado se sintetizan numerosas sustancias necesarias para la vida y se neutralizan toxinas. El páncreas, además de jugos digestivos, produce la insulina necesaria para transportar el azúcar, que es un nutriente esencial, desde la sangre hasta las células donde se necesita.

Trastornos en el aparato digestivo

Un sistema digestivo sano es imprescindible para mantenerse con fuerzas y vitalidad. Los trastornos que aparecen con frecuencia son falta de apetito, pirosis, malestar, sensación de plenitud, diarrea y estreñimiento. A menudo no existen causas orgánicas sino una alimentación inadecuada, infecciones o factores psíquicos. Muchas personas están sometidas a una excesiva tensión nerviosa; viven con apresuramiento, tensiones y estrés. El tubo digestivo reacciona a todo ello de manera muy sensible, de tal modo que el equilibrio armónico entre los órganos digestivos se rompe por algún sitio. Por ejemplo, la consecuencia puede ser un «estómago nervioso» con síntomas tales como falta de apetito, sensación opresiva y pirosis.

El intestino reacciona con flato, diarrea y estreñimiento, a menudo alternándose estos diversos síntomas. Se habla entonces de un intestino irritado que ya no puede asumir correctamente sus funciones, y de ahí viene el concepto de «trastornos gastrointestinales funcionales». Entre ellos están los movimientos necesarios para el transporte de los alimentos y para la producción de una cantidad suficiente de jugos digestivos, guardando una proporción de mezcla correcta.

Hay numerosas plantas medicinales que son apropiadas para aliviar los trastornos digestivos leves. Son las que más se utilizan en la medicina botánica. La mayoría de ellas actúan de forma múltiple sobre los procesos digestivos, por ejemplo, estimulando los jugos gástricos, aliviando el flato y eliminando la sensación de plenitud.

No obstante las dolencias hepáticas y biliares, las úlceras de estómago y todos los trastornos graves o de aparición repetitiva, debe diagnosticarlos y tratarlos un profesional.

Plantas medicinales eficaces para el aparato digestivo

Marrubio:

Los principios amargos del marrubio estimulan el apetito y la producción de jugos gástricos y refuerzan la secreción de bilis. La planta se emplea sobre todo en mezclas .de tisanas para bilis y tos. Para aliviar la sensación de plenitud y aumentar el apetito pueden probar la siguiente receta:

❏ 2 cucharaditas para 1 taza de agua como infusión, dejar reposar de 5 a 10 minutos, beber 1 taza 3 veces diarias.

Anises:

Los anises son carminativos y antiespasmódicos, aunque su efecto es algo más débil que el del hinojo. De las tres plantas medicinales carminativas más importantes (anís, hinojo, comino), el anís es el de mejor sabor, motivo por el que goza de gran aprecio y resulta también apropiado para los niños. Sin embargo, su empleo principal es para la tos.

❏ Se pone 1 cucharadita de los mitos machacados para 1 taza como infusión, según el gusto se deja reposar de 5 a 10 minutos, se beben 3 tazas diarias. El consumo de anis puede dar lugar a la aparición de reacciones alérgicas en la piel, en las vías respiratorias y en la mucosa del estómago y del intestino.

Albahaca:

La albahaca es efectiva contra el flato, el malestar de estómago, el nerviosismo y los trastornos del sueño. Se utiliza sobre todo en la cocina.

❏ Una tisana se prepara con 1 cucharadita para 1 taza de agua como infusión, se deja reposar de 10 a 15 minutos y en caso de necesidad aguda se bebe 1 taza. Como cura para fortalecer el estómago y los nervios se beben 2 tazas de la tisana diarias durante 1 semana, se hace un descanso de 14 días y se repite de nuevo.

Artemisia:

A la artemisia se la considera la «hermana pequeña» del ajenjo, lo que significa que tiene los mismos efectos, si bien algo más suaves. Se la estima, además, tranquilizante.

❏ Se pone 1 cucharadita en 1 taza de agua como infusión, se deja reposar durante 2 minutos. Beber 1 taza de 1 a 3 veces diarias.

➧ La artemisia no debe utilizarse durante el embarazo. En ocasiones puede provocar reacciones alérgicas.

Cardo bendito:

El cardo bendito es una de las plantas medicinales eficaces para la digestión con un alto porcentaje de principios amargos y se utiliza principalmente en mezclas. La hierba ayuda cuando hay sensación de plenitud, alivia las flatulencias y apoya el funcionamiento de la vesícula biliar. La hierba mejora el apetito y estimula la producción de jugos gástricos.

❏ Poner 1 cucharadita de la hierba como infusión y dejar reposar durante 10 minutos. Beber de 2 a 3 tazas diarias. A veces se producen reacciones de hipersensibilidad.

Hojas de trébol de agua:

Las hojas de trébol de agua son de un amargo puro, pero más débiles que la genciana y la centaura, que pertenecen al mismo grupo. Hay que poner de relieve, en particular, que el trébol de agua puede resultar eficaz en las diarreas debidas a procesos fermentativos y en los trastornos digestivos provocados por un flujo de bilis insuficiente.

❏ Se pone 1 cucharadita por taza como infusión, se deja reposar 10 minutos, se cuela y se bebe 1 taza 3 veces al día media hora antes de las comidas. Debido al elevado contenido en ácido tánico de las hojas de trébol de agua, pueden producirse imtaciones de la mucosa gástrica.

Ajedrea:

La ajedrea es adecuada para estimular la digestión y aliviar el flato. Estos efectos en las diarreas condicionadas por procesos fermentativos son atribuibles a la acción antiséptica de su aceite esencial. Además, aumenta el apetito. A menudo se utiliza como especia en condimentos.

❏ Para una tisana: poner 2 cucharaditas para 1 taza de agua como infusión, dejar reposar durante 10 minutos y beber 1 taza caliente.

Hojas de boldo:

Las hojas de boldo son ligeramente antiespasmódicas y aumentan la producción de jugos gástricos y biliares. Se consideran también eficaces para el hígado. Su aceite esencial actúa en las dolencias de riñón y de las vías urinarias. Las hojas de boldo se emplean por lo general en mezclas.

❏ Para una tisana con solo esta planta: 1 cucharadita para 1 taza como infusión, beber 1 taza 2 veces al día.

> ➥ No debe emplearse en caso de obstrucción intestinal o de los conductos biliares, en afecciones hepáticas graves ni con cálculos biliares.

Corteza de quina:

La corteza de quina es un reforzante general y sirve para despertar el apetito y estimular los jugos digestivos:

❏ 1 cucharada de la corteza para 1 taza de agua como infusión, beber 2 o 3 tazas diarias media hora antes de comer.

> ➥ Aunque la corteza se tolera bien, lo mismo que sucede con todas las plantas que contienen principios amargos no deberá utilizarse en caso de Úlcera gastrointestinal ni durante el embarazo. En ocasiones muy raras puede producirse también un aumento en la tendencia a las hemorragias. La corteza de quina es famosa por su componente, la quinina, que se emplea en la curación de la malaria, aunque no deberá utilizarse en caso de que exista hipersensibilidad.

Angélica:

La angélica es una planta medicinal amargo–aromática de amplia, acción digestiva. Estimula el apetito y la producción de jugos digestivos. El aceite esencial tiene un efecto carminativo y ligeramente antiespasmódico. La angélica posee también una influencia equilibradora sobre el sistema nervioso vegetativo, de modo que está indicada para las personas con «estómago nervioso». Se utiliza en forma de infusión o de decocción, que es algo más fuerte.

❏ Infusión: 1 cucharadita para 1 taza, dejar reposar durante 10 minutos, tomar 1 taza de 2 a 3 veces diarias. Decocción: preparar en frío 1 cucharadita y hervirla durante 5 minutos, beber 1 taza de 2 a 3 veces diarias. Para corregir el sabor se hace una mezcla a partes iguales con hojas de fresa secas.

Frutos de hinojo:

El hinojo tiene efectos carminativos, antiespasmódicos y tranquilizantes. Está especialmente recomendado para el flato doloroso de los lactantes. En forma de tisana está muy indicado para mejorar sabores. Mezclando comino e hinojo, el efecto de ambas especias se complementa y mejora.

- Se utiliza 1 cucharadita de los frutos machacados para 1 taza de agua como infusión, bebiendo 1 taza varias veces al día. En algunos casos raros pueden producirse reacciones alérgicas de la piel, las vías respiratorias, el estómago y el intestino.

Raíz de galanga:

La raíz de galanga tiene un sabor amargo y fuerte y puede emplearse para estimular los jugos digestivos. Hildegard von Bingen utilizaba la galanga para el flato y el estómago engrosado que «oprime el corazón».

- Tisana: 1 o 2 cucharaditas de la raíz como infusión de 5 minutos. Beber 1 taza media hora antes de las comidas hasta 3 veces diarias.

Jengibre:

La raíz de jengibre aumenta el flujo de saliva y de jugo gástrico, alivia el flato y las náuseas y estimula la motilidad gástrica e intestinal. Por ese motivo, esta especia, de refrescante e intenso aroma, debería emplearse con regularidad en la cocina. No usar en caso de dolencias de la vesícula biliar ni de irritación del estómago.

Musgo de Islandia:

El musgo de Islandia, debido a su elevado contenido en mucílagos, tranquiliza las mucosas gastrointestinales irritadas, fortalece, despierta el apetito y estimula la digestión.

❏ Como tisana para el estómago: verter 1 taza de agua fría sobre 2 cucharaditas, calentar hasta la ebullición, colar después y beber de 2 a 3 tazas diarias.

Raíz de ácoro verdadero:

La raíz de ácoro verdadero pertenece al grupo de las plantas amargas aromáticas y se utiliza desde hace más de 2.000 años. Tiene efectos fortalecedores y estimulantes de la digestión, despierta el apetito y sirve de ayuda en los trastornos digestivos de origen nervioso. Como infusión:

❏ 1 cucharadita y media para 1 taza de agua, dejar reposar durante 10 minutos y beber 1 taza de 2 a 3 veces diarias.

Frutos de cardamomo:

Los frutos de cardamomo tienen propiedades carminativas y estimulantes de los jugos gástricos, lo mismo que el comino aunque mucho más débiles. Una buena combinación con hinojo y con comino contra el flato y la presión en el vientre:

❏ 2 cucharaditas de la mezcla de frutos machacados a partes iguales para 1 taza de agua como infusión, dejar reposar durante 10 minutos y en caso de necesidad aguda beber 1 taza.

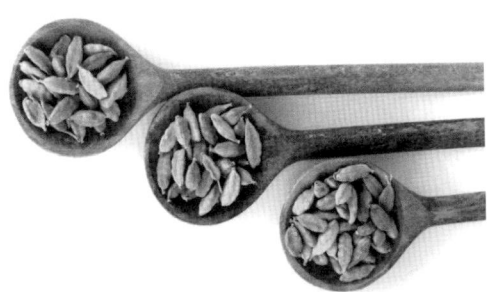

Frutos de cilantro:

Los frutos de cilantro son carminativos y ligeramente antiespasmódicos, lo mismo que sus «parientes» el anís, el hinojo y el comino. También pueden emplearse en caso de inapetencia. El cilantro solo en forma de tisana es poco habitual y suele utilizarse como especia y en mezclas. Una mezcla de las cuatro semillas carminativas a partes iguales:
- ❏ 2 cucharaditas de las semillas molidas para 1 taza como infusión. Beber 1 taza.

Frutos de comino:

Los frutos de comino, los cominos, son uno de los carminativos más eficaces y fuertes, mucho más que el hinojo y el anís. Además, alivian los espasmos del estómago y del intestino, refuerzan el estómago y despiertan el apetito.
- ❏ Se emplean 1 o 2 cucharaditas de los frutos machacados como infusión, se deja reposar de 5 a 10 minutos y se bebe 1 taza 3 veces diarias.

Flores de lavanda:

Las flores de lavanda no se emplean únicamente en mezclas tranquilizantes sino que también se usan para el aparato digestivo, gracias a sus propiedades carminativas, ligeramente tranquilizantes y estimuladoras de la bilis. Son útiles en particular para las diarreas debidas a procesos fermentativos y para los trastornos gastrointestinales de origen nervioso:
- ❏ 2 cucharaditas para 1 taza de agua como infusión, dejar reposar de 5 a 10 minutos y beber 1 taza. Solo raras veces aparecen reacciones de tipo alérgico.

Raíz de regaliz: el remedio aromático para el estómago

❏ La raíz de regaliz (glicirricina, Fla) ejerce una influencia protectora sobre la mucosa del estómago y del duodeno, actúa como antiespasmódica y es antiinflamatoria. Se utiliza también para combatir la tos y gracias a su sabor dulce y aromático goza de gran aprecio para mejorar las mezclas. También está indicada para la gastritis: se vierte agua hirviendo sobre 1 cucharadita y se deja hervir durante 5 minutos. Beber 1 taza de 2 a 3 veces diarias después de las comidas.
❏ En un uso prolongado de la raíz de regaliz pueden producirse tumefacciones, mareos y dolor de cabeza. Por ese motivo no deberá emplearse durante más de 4 semanas. También deberá evitarse su utilización en caso de lesiones hepáticas, enfermedades renales graves, hipertensión y deficiencia en potasio, así como durante el embarazo.

Hojas de menta piperita:

Las hojas de menta piperita son de gran ayuda cuando se ha comido demasiado y se tiene sobrecargado el estómago, lo mismo que cuando sienta mal la comida o se toman alimentos en mal estado. La menta piperita alivia las náuseas y los vómitos, favorece el flujo de bilis, estimula la producción de esta en el hígado, refuerza el apetito y tiene un efecto antiespasmódico y carminativo. Es adecuada para mejorar el sabor y el olor de las mezclas.

❏ Se ponen 2 cucharaditas para 1 taza como infusión y se bebe la tisana caliente y a sorbos, con preferencia después o entre las comidas; 1 taza de 2 a 3 veces diarias. Se desaconseja el empleo prolongado de la menta ya que favorece el estreñimiento y además pueden producirse irritaciones estomacales.

➡ No debe utilizarse en dosis altas en caso de dolencias de la vesícula biliar, obstrucción intestinal y daños hepáticos graves.

Cáscara de naranja amarga:

La cáscara de naranja es ligeramente amarga, pero aromática y por eso resulta muy adecuada para mejorar el sabor de las mezclas o el de las tisanas para niños:
- 1 cucharadita para 1 taza de agua como infusión, dejar reposar de 10 a 15 minutos y tomar 1 taza de 2 a 3 veces al día.

Milenrama:

La milenrama es un amargo aromático y posee propiedades antiinflamatorias, carminativas y antiespasmódicas. La milenrama estimula además la actividad de los riñones. Se utiliza sobre todo en caso de trastornos digestivos, en las tisanas depurativas y para combatir los espasmos en los trastornos biliares:
- De 1 a 2 cucharaditas para 1 taza como infusión. Tomar 1 taza 2 o 3 veces al día. En ocasiones pueden producirse reacciones de hipersensibilidad.

Centaura:

La centaura, tonificante y de sabor muy amargo, abre el apetito, estimula los jugos digestivos y también alivia el flato.
- Se pone 1 cucharadita para 1 taza de agua como infusión, se deja reposar durante 15 minutos y se bebe tibia antes de la comida; 1 taza 3 veces al día.

Como extracto en frío es más suave: dejar reposar 1 cucharadita en 1 taza de agua por espacio de 6 a 10 horas dando vueltas de vez en cuando;

❑ Tomar 1 taza tibia sin endulzar antes de las comidas. Para reforzar se necesita tomarlo durante un período de unas 4 semanas. La centaura se tolera bien y por ese motivo está indicada también para las personas ancianas.

➥ No debe tomarse en casos de úlceras gastroduodenales, y con cálculos biliares solo después de consultar al terapeuta.

Rapónchigo:

El rapónchigo es conocido sobre todo como remedio para el reúma, pero es también importante como un amargo vigoroso de acción casi como la de la genciana. Puede emplearse para las malas digestiones, para estimular el apetito y los jugos digestivos y para fomentar la producción de bilis:

❑ Verter 1 taza de agua hirviendo sobre 1 cucharadita y dejar reposar durante 5 horas. Tomar 2 o 3 tazas tibias media hora antes de las comidas.

➥ No debe emplearse en caso de úlceras gastroduodenales, y en las dolencias biliares solo después de consultar con el médico.

Tomillo:

El principal efecto del tomillo debe atribuirse a su aceite esencial de propiedades antiespasmódicas y muy desinfectante. El tomillo es una planta medicinal importante en el tratamiento de la tos pero a causa de sus propiedades estimulantes generales, impulsoras del apetito y digestivas, así como antiespasmódicas, se emplea a menudo en las dolencias gastrointestinales. La especia elimina los procesos indeseados de fermentación.

❏ Para 1 tisana: verter agua hirviendo sobre 1 cucharadita y dejar reposar durante 10 minutos, beber 2 o 3 tazas diarias.

Achicoria:

La achicoria es un tónico amargo, un estimulante y reforzante que abre el apetito y estimula los jugos digestivos. Se utiliza sobre todo en mezclas. La tisana solo de achicoria se prepara de la manera siguiente: se vierte 1 taza de agua fría sobre 1 cucharadita de la raíz o de la hierba (o ambas mezcladas), se calienta y se cuece a fuego lento durante 2 o 3 minutos. Beber de 2 a 3 tazas diarias. La achicoria combina bien con el diente de león:

❏ 1 cucharadita de la mezcla a partes iguales se cubre con agua fría, se calienta llevándola a ebullición y se cuela. Beber a modo de cura 2 tazas diarias durante 4 semanas.

➡ No debe utilizarse en caso de úlceras gastroduodenales, y con los cálculos biliares solo después de consultar al médico.

Ajenjo:

El ajenjo, amargo y aromático, es un remedio para el estómago y la bilis de muy buenos resultados. Puede ser de gran ayuda en caso de sentar mal determinados platos, contra la sensación de plenitud y para el flato, y alivia las molestias de la vesícula biliar. Además, el ajenjo incrementa las defensas naturales, por lo que se le recomienda a menudo como acom-

pañante para tratar la gripe. Para la vesícula biliar tome la tisana después de comer, para el estómago antes de la comida:
- 1 cucharadita para 1 taza de agua como infusión (o extracto en frío), dejar reposar durante 10 minutos y beber calientes 2 o 3 tazas diarias.

Irritación e inflamación de la mucosa gastrointestinal

Entre las dolencias de estómago más frecuentes están la pirosis, las náuseas, la opresión de estómago y los espasmos gástricos. Muy a menudo son atribuibles a una mucosa gástrica irritada o inflamada: gastritis. En especial la manzanilla (para las inflamaciones), pero también la menta piperita (contra las náuseas) y la melisa (cuando interviene el nerviosismo) son remedios muy importantes dentro de este contexto.

Si padece pirosis y gastritis deberá prescindir de los alimentos y bebidas muy irritantes como el café, el té fuerte, el ajo, la nicotina, las especias picantes, el azúcar, las grasas calientes y todo lo que sea muy dulce, agrio, caliente, frío o picante.

En caso de molestias de estómago intensas deberá acudir al médico o al naturópata. A modo de acompañante como protección para su mucosa gástrica inflamada, podrá utilizar distintos remedios fijadores de ácidos gástricos y enzimas, que por lo general contienen mucílagos, con objeto de aliviar la pirosis y la sensación de presión.

- La raíz de malvavisco es rica en mucílagos (del 10 al 20%). Verter 1 taza de agua fría sobre 1 cucharada y dejar reposar durante 3 horas, dando de vez en cuando vueltas. Por último, colar y beber 1 taza varias veces al día.
- Como alternativa a la raíz de malvavisco pueden emplearse también la malva silvestre o la malva enana, que contienen mucílago. Verter 1 taza de agua tibia sobre 1 o 2 cucharaditas y dejar reposar de 5 a 10 horas, dando vueltas de vez en cuando. Beber de 2 a 3 tazas diarias.

❏ La tisana de semillas de lino contiene igualmente una gran cantidad de mucílagos protectores. Ablandar durante toda la noche en medio litro de agua 2 cucharadas colmadas, colar y beber por la mañana al levantarse y antes de las comidas.

❏ El aceite de hipérico no es únicamente un buen protector de mucílago sino que también estimula la curación de las heridas, especialmente en las úlceras (aunque se empleará solo después de consultarlo con el médico). Tomar 1 cucharada media hora antes de la comida.

❏ La arcilla medicinal (pregunte en una farmacia o en un herbolario por la más conveniente) fija las sustancias tóxicas y el exceso de ácidos. Tomar de 1 a 3 veces diarias 1 cucharadita disuelta en algo de agua tibia o en una manzanilla caliente.

❏ También resultan útiles las manzanas crudas ralladas o medio litro de jugo de patata o col crudos, que se bebe distribuyéndolo a lo largo de todo el día.

❏ En caso de molestias agudas se consigue un buen alivio masticando bien 1 cucharada de copos de avena.

La irritación de la mucosa intestinal se manifiesta con frecuencia en trastornos variables que van desde diarrea, estreñimiento, sensación de plenitud y flato hasta espasmos. La tensión psíquica puede desempeñar un papel muy importante. Lo mismo que con la mucosa gástrica irritada, también en este caso alivian las aplicaciones antes descritas de flores de manzanilla, semillas de lino, raíz de malvavisco y malva salvaje.

Con frecuencia, las mucosas del estómago y del intestino se irritan a consecuencia de infecciones. La manzanilla sirve de ayuda en todas las formas de gastroenteritis infecciosa.

Úlcera gástrica

En la curación de las aceras de estómago bajo el control del médico o del naturópata, la manzanilla puede ayudar con notable éxito si se emplea en una de las limadas curas rodantes. Para ello se necesita una tisana vigorosa: 2 o 3 cucharaditas para 1 taza como infusión, dejar reposar durante 10 minutos tapada. Beber por las mañanas 1 taza en ayunas y a continuación tumbarse de 5 a 10 minutos de espaldas, sobre el lado izquierdo, sobre el lado derecho y sobre el vientre. De este modo, el principio activo tranquilizante de la manzanilla llega a todos los ángulos del estómago. Con esta cura pueden tomarse también 30 gotas de extracto de manzanilla en 1 vaso de agua caliente. De manera adicional, hay que beber 1 taza de manzanilla más 1 hora antes de la comida del mediodía, por la tarde y por la noche antes de irse a dormir.

❏ Para ello se preparan 2 cucharaditas para 1 taza de agua como infusión, se deja reposar tapada de 5 a 10 minutos y se bebe a pequeños sorbos. También la raíz de regaliz, antiinflamatoria y antiespasmódica, es eficaz para la gastritis y las úlceras. Se disuelve 1 mililitro de jugo en 100 mililitros de agua caliente y se beben 2 o 3 porciones tibias. En el tratamiento de las úlceras de estómago se recomienda continuar bebiendo la tisana durante algún tiempo después de haber remitido las molestias.

Mezclas para las irritaciones de mucosas y la úlcera gástrica

Ingredientes: 40 g de semillas de lino molidas, 20 g de flores de manzanilla, 20 g de raíz de regaliz, 20 g de argentina.

❏ Calentar 1 cucharada con 1 taza de agua llevándola a ebullición, dejarla enfriar después y beber 1 taza varias veces al día.

Ingredientes: 30 g de cáscara de naranja amarga, 10 g de artemisia, 10 g de hojas de menta piperita.

❏ 1 cucharadita para 1 taza de agua como infusión, dejar reposar durante 5 minutos y beber 1 taza en caso de necesidad aguda.

Ingredientes: 40 g de flores de manzanilla, 10 g de cominos, 5 g de frutos de hinojo.

❏ 1 cucharadita para 1 taza de agua como infusión. Beber 2 tazas varias veces al día.

Las más eficaces de las plantas medicinales amargas

❏ Amargas tónicas: centaura, genciana, trébol de agua y corteza de quina.
❏ Amargas aromáticas: raíz de ácoro verdadero, angélica, cardo bendito y ajenjo.
❏ Amargos agrios: jengibre y raíz de galanga.

Ingredientes: Hojas de menta piperita, hojas de melisa.
❏ Escaldar 2 cucharaditas con 1 taza de agua hirviendo, dejar reposar durante 15 minutos, beber 1 taza a sorbos.

Ingredientes: Hojas de albahaca, hojas de naranja amarga.
❏ 1 cucharadita para 1 taza de agua como infusión, tomar a sorbos 3 tazas diarias.

Ingredientes: 70 g de flores de tilo, 15 g de hojas de naranja amarga.
❏ 1 cucharadita para 1 taza de agua como infusión, dejar reposar durante 5 minutos, beber a sorbos 1 taza con 2 cucharadas de zumo de limón.

Ingredientes: Milenrama, flores de manzanilla.
❏ 1 o 2 cucharaditas para 1 taza de agua como infusión, beber a sorbos 4 tazas calientes diarias.

Ingredientes: Argentina, hojas de melisa, flores de manzanilla.

❏ 1 cucharadita para 1 taza de agua como infusión, beber de 2 a 3 tazas diarias.

Malas digestiones

Especialmente importantes para el tratamiento de los trastornos digestivos, las malas digestiones y los estados de fermentación con flatulencias son las plantas medicinales amargas.

Algunas de las plantas medicinales que contienen principios amargos activos para la digestión actúan también sobre otros órganos. Pueden servir de ejemplo el rapónchigo (utilizado en las dolencias reumáticas), el cardo mariano (eficaz para el hígado) y el diente de león (útil para el riñón).

Las tisanas amargas es mejor tomarlas de 15 a 30 minutos antes de las comidas, tibias o frías.

> ➡ Hay que ser precavidos en su utilización: los remedios amargos estimulan la secreción de jugos y ácidos gástricos por lo que no deberán emplearse cuando el estómago tiene exceso de acidez y está irritado ni cuando hay úlceras. Durante el embarazo solo se emplearán después de consultarlo con el médico.

Mezclas para la mala digestión

Ingredientes: 40 g de tomillo, 30 g de flores de lavanda, 20 g de hojas de menta piperita

❏ 1 cucharadita para 1 taza de agua como infusión, beber 2 a 3 tazas diarias durante 2 o 3 semanas.

Ingredientes: 20 g de hojas de menta piperita, 20 g de tomillo, 20 g de flores de lavanda, 10 g de frutos de hinojo, 10 g de clavo.

❏ 1 cucharadita para 1 taza de agua como infusión, beber 1 taza después de cada comida.

Ingredientes: 30 g de flores de manzanilla, 30 g de hojas de menta piperita, 30 de raíz de regaliz, 5 g de hojas de melisa, 5 g de flores de malva.

❏ 1 cucharadita para 1 taza de agua como infusión, dejar reposar durante 10 minutos y beber varias veces al día 1 taza caliente entre las comidas.

Ingredientes: 25 g de raíz de regaliz, 25 g de flores de manzanilla, 10 g de hojas de melisa, 5 g de hojas de menta piperita, 5 g de centaura.

❏ Verter agua hirviendo sobre 1 cucharadita, dejar hervir durante 5 minutos y colar después de enfriar. Tomar 1 taza de 2 a 3 veces diarias después de las comidas.

Ingredientes: Ajenjo, hojas de menta piperita.

❏ 1 cucharadita de la mezcla para 1 taza de ama como infusión, dejar reposar durante 10 minutos y beber a sorbos 1 taza antes de comer.

Ingredientes: Centaura, trébol de agua, raíz de ácoro verdadero.

❏ 1 cucharada de la mezcla en medio litro de agua, hervir durante 15 minutos a fuego lento, colar y beber 1 taza caliente antes de las comidas.

Ingredientes: Cáscara de naranja amarga, trébol de agua, ajenjo, cardo bendito, centaura.

❏ Verter 1 taza de agua hirviendo sobre 1 cucharadita de la mezcla. En caso de falta de jugos gástricos, beber con regularidad 1 taza media hora antes de la comida.

Ingredientes: Raíz de cardo bendito, raíz de ácoro verdadero.

❏ Verter 1 taza de agua fría sobre 2 cucharaditas, calentar llevándola a la ebullición, beber 1 taza 2 veces al día.

Ingredientes: 25 g de tomillo, 15 g de cominos, 15 g de hojas de menta piperita, 15 g de centaura.

❏ De 1 a 2 cucharaditas para 1 taza de agua como infusión, beber diariamente de 2 a 3 tazas algo calientes.

Ingredientes: Cominos, hojas de menta piperita, hojas de melisa, raíz de ácoro verdadero.

❏ 1 cucharadita por taza de agua como infusión, dejar reposar durante 10 minutos, beber por espacio de 2 a 3 semanas 1 taza caliente 2 o 3 veces diarias.

Ingredientes: 30 g de cáscara de naranja amarga, 20 g de cominos, 15 g de raíz de genciana, 15 g de ajenjo, 10 g de hojas de melisa, 10 g de hojas de menta piperita.

❏ Calentar de 1 a 2 cucharaditas con 1 taza de agua, dar un hervor corto, colar y por espacio de varias semanas beber a sorbos 2 o 3 tazas distribuidas a lo largo del día.

Ingredientes: 30 g de ajenjo, 30 g de centaura, 30 g de hojas de menta piperita.

❏ 1 cucharadita para 1 taza de agua como infusión de 5 minutos. Beber 1 o 2 tazas calientes cada día durante 2 semanas.

Ingredientes: 25 g de raíz de ácoro verdadero, 25 g de angélica, 15 g de hojas de melisa, 15 g de hojas de fresal.

❏ 2 cucharaditas para 1 taza de agua como infusión y beber 1 taza 2 veces al día, después de la comida y de la cena, por espacio de 3 semanas.

Flato

El flato, o flatulencias, que a menudo aparece acompañado de sensación de plenitud y espasmos, se debe fundamentalmente a procesos de fermentación que tienen lugar en el intestino delgado. La causa es, por regla general, una mala digestión en la que participan por igual el estómago y el intestino. Se debe a la falta de jugos digestivos y enzimas –llamados fermentos– o a que el bolo alimenticio se transporta con excesiva lentitud. Los hidratos de carbono y el azúcar no son digeridos de manera suficiente, de modo que por efecto de las bacterias se transforman en gas. Una mala digestión de las proteínas conduce a procesos de putrefacción.

Un ejemplo de un trastorno de los fermentos es la falta de lactasa, que, por ejemplo, afecta del 10 al 15% de la población en Alemania. En el intestino delgado no puede desintegrarse la lactosa con lo que se producen diarrea, espasmos y formación de gas. También en las inflamaciones crónicas del intestino, en las dolencias de la vesícula biliar y en procesos de aparición transitoria debidos a la alimentación, puede producirse flato.

Tenga en cuenta que si las molestias son fuertes o se repiten, deberá acudir al médico o al naturópata.

Las plantas medicinales más importantes para combatir la formación excesiva de gas son el comino, el hinojo, el anís, el culantro y el cardamomo. Si además del flato se produce irritación de las mucosas, se recomienda utilizar también manzanilla. Si prefiere las tisanas con una única planta debería saber que el efecto carminativo del comino es el más fuerte, pasando después al hinojo y el anís, disminuyendo hasta el culantro y el cardamomo. Antes de poner el agua deberá machacar bien los frutos en un mortero pues de este modo podrán desprenderse mejor los aceites esenciales activos.

Una mezcla ya preparada con semillas molidas –como las que pueden adquirirse en farmacias y herbolarios– pierde su eficacia al cabo de algunos meses porque disminuye su cantidad de aceite esencial. Las tisanas contra el flato se beben calientes y sin endulzar.

Mezclas tranquilizantes y antiespasmódicas

Ingredientes: Cominos, frutos de hinojo, frutos de anís.

- 1 cucharadita para 1 taza de agua como infusión, dejar reposar durante 20 minutos y beber 1 taza caliente después de cada comida.

Ingredientes: 15 g de hojas de menta piperita, 15 g de hojas de melisa, 10 g de cominos, 10 g de frutos de hinojo.

- 1 cucharadita de la mezcla para 1 taza de agua como infusión, dejar reposar durante 15 minutos, colar y tomar varias veces al día 1 taza caliente.

Ingredientes: 60 g de frutos de manzanilla, 20 g de cominos, 20 g de frutos de hinojo.

- 1 cucharadita para 1 taza de agua como infusión, beber 1 taza varias veces al día.

Ingredientes: Cominos, frutos de hinojo, hojas de menta piperita, flores de manzanilla.

- 1 o 2 cucharaditas de la mezcla para 1 taza como infusión, dejar reposar durante 10 minutos y beber caliente a sorbos.

Ingredientes: 30 g de hojas de menta piperita, 20 g de frutos de hinojo, 20 g de flores de manzanilla, 15 g de anises, 15 g de cominos.

- 1 cucharadita para 1 taza de agua como infusión, dejar reposar durante 10 minutos y beber 1 taza caliente varias veces al día.

Ingredientes: A elección: anís, hinojo, cilantro o comino.

- 1 cucharadita con 1 cucharada de argentina para 1 taza como infusión, dejar reposar durante 10 minutos y beber a sorbos 1 taza sin endulzar después de comer.

Ingredientes: 20 g de hojas de menta piperita, 20 g de sanicula, 20 g de cominos, 10 g de frutos de hinojo.

❏ 2 cucharaditas para 1 taza de agua como infusión, beber 1 taza 2 veces al día en caso de necesidad aguda.

Ingredientes: Flores de manzanilla, hojas de menta piperita, cominos, raíz de valeriana.

❏ 2 cucharaditas para 1 taza como infusión, colar y beber hasta 3 tazas diarias.

Ingredientes: 20 g de angélica, 20 g de tomillo, 20 g de frutos de hinojo, 15 g de frutos de espino albar, 10 g de hojas de melisa, 10 g de hojas de menta piperita, 10 g de raíz de regaliz.

❏ 1 cucharadita para 1 taza como infusión, beber 1 taza caliente de 2 a 3 veces diarias.

Ingredientes: 40 g de frutos de cardamomo, 40 g de cominos, 20 g de frutos de hinojo.

❏ 2 cucharaditas para 1 taza de agua como infusión, beber 1 taza en caso de necesidad aguda.

Diarrea

Para las diarreas leves, motivadas por un «estómago revuelto» o por infecciones, lo mismo que para las «diarreas de viaje», existen una serie de plantas medicinales que han dado buenos resultados.

Son particularmente eficaces aquellas que contienen taninos, que contraen y espesan las mucosas intestinales inflamadas. La manzanilla tiene un efecto general de alivio de la inflamación. Puede buscar la planta medicinal que mejor se adapte a sus condiciones y circunstancias y combinarla con manzanilla o argentina, o bien emplear cualquiera de las mezclas que se indican en las páginas siguientes.

Durante los primeros días de sus molestias no deberá comer nada. Si ayuna 1 o 2 días con tisana (bebiendo únicamente la tisana pero sin comer), el cuerpo obtiene el líquido que necesita y podrá combatir al mismo tiempo los agentes patógenos. Después de este ayuno podrá tomar aliento seco como son galletas dulces y saladas o bien pasar un día a base de suero de leche.

Plantas medicinales que contienen taninos

Tormentilla:

La tormentilla se cita ya en los libros de medicina medievales. Es una de las plantas medicinales con mayor contenido en taninos –en la raíz se encuentra hasta un 20%– y es eficaz en casi todas las enfermedades diarreicas. Estudios científicos realizados han demostrado que uno de sus componentes, el rojo de tormentilla, puede inhibir la propagación de las bacterias. La manera de utilización más sencilla son los polvos que se adquieren en la farmacia: tomar 1 punta de cuchillo varias veces al día.

❏ Para la tisana se usan 2 cucharadas de la raíz desmenuzada y se cuecen durante 10 minutos en medio litro de agua, después se deja reposar durante media hora y se bebe a sorbos 1 taza varias veces al día. Más recomendable es la combinación con una tisana de manzanilla, que actúa contra la inflamación: se toma además 1 taza 3 veces al día.

➡ Debido al elevado contenido en taninos de la tormentilla, pueden producirse irritaciones de estómago.

Hojas de zarzamora:

Las hojas de zarzamora, que contienen taninos, son un remedio especialmente suave para la diarrea, motivo por el cual pueden utilizarse también con niños pequeños y lactantes.
- Para 1 taza vierta agua hirviendo sobre 1 cucharada, déjala reposar durante 15 minutos. Tomar 1 taza varias veces al día. Para niños pequeños: 1 cucharadita en 1 taza.

Corteza de roble:

Aunque la corteza de roble se utiliza sobre todo para el tratamiento de las enfermedades cutáneas, resulta igualmente indicada para la diarrea:
- Calentar 1 cucharadita con 1 taza de agua fría, dejarla cocer por espacio de 10 a 15 minutos. En caso de necesidad aguda, beber 2 tazas diarias.

Argentina:

La argentina, aunque contiene taninos, se utiliza en el tratamiento de la diarrea sobre todo por sus efectos antiespasmódicos. Deberá emplearse al mismo tiempo una tisana que lleve un contenido de taninos más elevado. Una buena combinación es la argentina con hojas de melisa.
- Para una tisana de solo esta hierba: 1 cucharadita para 1 taza como infusión, beber 1 taza 2 o 3 veces diarias.

Arándano:

Los arándanos secos se emplean contra diversas formas de diarrea, mientras que las bayas frescas poseen un efecto laxante. Los arándanos ejercen una acción astringente y antiséptica, alivian los vómitos y absorben las sustancias tóxicas. Contienen taninos y un pigmento azul, la mirtilina, que inhibe el crecimiento bacteriano y protege la mucosa intestinal. Los arándanos están indicados para el tratamiento de los niños pequeños con el intestino delicado.

❏ Una tisana se prepara vertiendo medio litro de agua sobre 3 cucharadas de bayas secas ligeramente machacadas, cociéndola durante 10 minutos y colándola a continuación. Beber caliente y a sorbos 1 taza varias veces al día.

Grosellero:

El zumo de las grosellas negras contiene taninos y un pigmento de color violeta oscuro, que actúa de forma similar a los pigmentos de la tormentilla y del arándano aunque de manera algo más débil. Útil para las diarreas crónicas y las que van acompañadas de procesos fermentativos es también el elevado contenido en vitamina C (500 miligramos por litro) del grosellero negro. Habría que tomar a cucharadas 1 vaso de zumo varias veces al día.

➡ El té negro y el té verde contienen igualmente taninos si se les deja reposar durante al menos 4 minutos para que estas sustancias puedan disolverse por completo. La cafeína contenida en estos dos tipos de té actúa al mismo tiempo revitalizando. Se pone 1 cucharadita para 1 taza como infusión, dejándola reposar durante 15 minutos.

Mezclas contra la diarrea

Ingredientes: 50 g de tormentilla, 20 g de flores de manzanilla, 20 g de argentina, 10 g de hojas de menta piperita.

❏ 1 cucharadita para 1 taza como infusión, dejar reposar durante 10 minutos, beber a sorbos 1 taza varias veces al día.

Ingredientes: Argentina, hojas de melisa, hojas de menta piperita.

❏ 2 cucharaditas para 1 taza de agua como infusión, tomar 2 o 3 tazas diarias.

Ingredientes: Centaura, hojas de salvia.

❏ 1 cucharadita para 1 taza como infusión, dejar reposar durante 10 minutos, beber 1 taza 2 o 3 veces dianas por espacio de 4 semanas.

Ingredientes: 50 g de raíz de malvavisco, 50 g de raíz de grama, 30 g de corteza de roble.

❏ Cocer a fuego lento durante 30 minutos 1 cucharadita en 1 litro de agua, colar. Beber 3 tazas diarias entre las comidas.

Ingredientes: Semillas de lino, flores de manzanilla, flores de malva.

❏ Poner 3 cucharadas de semillas de lino molidas en medio litro de agua y dejarlo cocer durante 15 minutos. Filtrar con mucho cuidado el mucílago y verter encima 1 cucharadita de flores de manzanilla y 2 cucharaditas de flores de malva. Dejar reposar durante 10 minutos, colar y beber a sorbos cortos 1 taza 3 veces diarias.

Estreñimiento

El estreñimiento es un problema de salud muy extendido. Con excesiva frecuencia se recurre a los laxantes, de tal manera que estos, junto con los analgésicos, son los medicamentos más vendidos. El empleo durante mucho tiempo de laxantes –ya sea de tipo vegetal o químico– tiene a menudo malas consecuencias.

El Instituto Federal de Medicamentos y Productos Médicos de Alemania señaló las secuelas del empleo prolongado de los laxantes y llamó la atención sobre el hecho de que solo en unos pocos casos eran necesarios desde un punto de vista médico. Los estudios realizados indicaron que casi ningún caso de estreñimiento se podía atribuir a causas anatómicas.

Además del contenido y del estado de dilatación de la musculatura de la pared intestinal, los procesos nerviosos, hormonales y químicos que tienen lugar en las distintas capas de la pared intestinal desempeñan un papel importante en la estimulación o el retraso de los movimientos del intestino. La dieta pobre en fibra conduce, por ejemplo, a un tiempo de permanencia mucho más largo de los alimentos en el intestino.

La supresión frecuente del reflejo natural de vaciado, por ejemplo a causa del estrés o por no tener tiempo, conduce a una tensión que puede dar como resultado el estreñimiento. La falta de ejercicio físico y el exceso de peso debilitan los músculos abdominales que participan en el proceso de vaciado del intestino.

El Instituto Federal recomienda –y debería cumplirse– utilizar los laxantes vegetales que contienen hojas y mitos de sen, aloe, raíz de ruibarbo y corteza de arraclán, como máximo durante dos semanas para combatir el estreñimiento.

> ➡ No deberán usarse durante el embarazo, en la lactancia ni con niños de menos de diez años. Recomiendo, incluso, acortar todavía más el límite de las dos semanas..

El abuso de los laxantes es una de las causas del estreñimiento rebelde. El intestino se acostumbra a estos productos y cada vez se mueve menos, de manera que nuestro cuerpo reacciona con un estreñimiento todavía mayor en cuanto se deja de tomar el remedio.

De este modo un retraso de evacuación transitorio acaba por convertirse en un estreñimiento crónico. Pueden pasar semanas hasta que se restaure la actividad intestinal natural. Se recurre entonces con impaciencia al laxante, lo que hace todavía más fuerte la dependencia.

Los laxantes, independientemente que sean de origen vegetal o de fabricación química, actúan de diferentes modos, que en parte se combinan: estimulan los movimientos intestinales, tienen un efecto de «lubricante» o ablandan el contenido intestinal y de esta forma generan un mayor volumen de heces. Si se estimula la musculatura del intestino constantemente de modo artificial, repercute en nuestros reflejos de peristaltismo y evacuación. Se cansan y con el tiempo acaban cada vez más débiles.

También extraen líquido y minerales del cuerpo. Con ello se produce, sobre todo, una deficiencia en potasio y más tarde en calcio, un importante mineral de las células para la musculatura esquelética, cardíaca y duodenal. Al principio se encuentra uno abatido y cansado, después comienza la debilidad muscular y los trastornos cardiocirculatorios. Una pérdida de calcio constante a lo largo de los años acaba por conducir a una desaparición del calcio de los huesos. Al principio no se perciben molestias, pero más tarde aparecen dolores en los huesos y deformaciones del esqueleto óseo.

El consumo excesivo de laxantes hace, además, que se absorban mal los alimentos ya que son retirados antes de haberse digerido. Existe el peligro de una carencia en vitaminas y minerales.

El uso prolongado de cualquier laxante irrita también el intestino, con lo que se produce una especie de diarrea interna que puede llegar a dañar la mucosa del intestino delgado.

Ayudas para el estreñimiento:

En caso de estreñimiento la cantidad de heces es muy pequeña, están demasiado secas y son demasiado duras, de tal suerte que se produce una sensación de plenitud, flato y espasmos. La causa más frecuente es la alimentación incorrecta: un exceso de productos de harina blanca (pan blanco, arroz sin cáscara, pasta, bollos), carne y grasas, y excesivamente pocas verduras, fruta cruda y cereales.

Además, por lo general bebemos muy poco líquido. Todo esto conduce a un debilitamiento del estimulo de dilatación sobre la musculatura intestinal, que es necesario para el transporte de las heces y que lo desencadenan en particular las sustancias indigeribles (fibra). Con frecuencia también el ejercicio físico es insuficiente. Por ese motivo y a largo plazo, en caso de estreñimiento crónico solo sirve un cambio en el modo de alimentarnos (más fibra, beber más) y hacer más ejercicio para arrancar la actividad digestiva.

Aprenda a escuchar a su propio cuerpo y no reprima el impulso de vaciar el intestino. Puede ser necesario aprender de nuevo el reflejo de evacuación. Lo mejor es que vaya al servicio en cuanto que acabe de desayunar, aunque no sienta ninguna «urgencia interna». Con frecuencia, al cabo de varios días de hacer esos ejercicios, o mediante la sencilla ayuda de tomar agua tibia, se restaura el reflejo natural. Se recomienda igualmente restituir la flora intestinal, en particular si se está sometido a menudo a un tratamiento con antibiótico. Pregunte a su médico o naturópata acerca de las diversas posibilidades.

Si ha utilizado laxantes durante mucho tiempo, deberá deshabituarse lentamente, seguir los anteriores consejos y recurrir a ayudas sencillas para la digestión. Sin embargo, en los casos persistentes en imprescindible acudir a la consulta de un profesional.

Ayudas sencillas para la digestión:

- Es muy importante beber en abundancia, unos 2 litros de infusión o agua al día. Además, el alimento deberá ser rico en fibra: verduras, ensaladas, fruta, cereal. Evite, no obstante, los alimentos flatulentos como las coles y las legumbres. Para desayunar puede tomar, por ejemplo, muesli con suero de leche, yogur o cereal integral. Una ayuda nada complicada es beber por las mañanas en ayunas un vaso de agua tibia.
- Las manzanas sin pelar son un regulador natural de las heces, debiéndose tomar 1 o 2 piezas por la mañana en ayunas.
- Comer varias veces al día una pequeña porción de chucrut (col fermentada).
- Sencillos pero eficaces contra el estreñimiento son las ciruelas pasas y los higos. Según las necesidades, cubrir por completo con agua de 5 a 10 ciruelas pasas y un higo, dejarlo reposar durante toda la noche y a la mañana siguiente, antes de desayunar, beber el líquido y comerse los frutos. El efecto suele aparecer al cabo de 2 o 3 horas.
- De acción suave es una bebida digestiva que se tomará por la mañana antes del desayuno y por la noche antes de irse a dormir: 1 vaso de agua mineral, se añade 1 vaso pequeño de zumo de ciruelas y 1 o 2 cucharadas de lactosa, que influye sobre las bacterias intestinales y fija el agua al intestino. Se pueden tomar de modo accesorio 1 a 2 cucharadas de kéfir o suero de leche.
- Las hojas de ortiga jóvenes cocidas en leche y tomadas por las mañanas en ayunas sirven también para poner el intestino en movimiento.
- Cocer en un cuarto de litro de agua 1 cebolla pequeña y 1 diente de ajo aplastado con 2 cucharadas de trigo molido y añadir después perejil picado muy fino y 1 cucharada de aceite de oliva virgen. Tomarlo por la mañana como sopa.
- Los zumos exprimidos de uvas, naranjas y otras frutas y hortalizas no son laxantes, sino que incluso estriñen. Para conseguir un efecto

laxante hay que tomar la fruta entera y con su cáscara, que estimula la digestión. Si padece al mismo tiempo de trastornos digestivos, deberá tomar la fruta en forma de puré. De este modo se ingiere la fibra de un modo menos agresivo.

Plantas medicinales que favorecen la digestión

Las plantas medicinales y recetas siguientes deberán emplearse a corto plazo, durante uno o dos días, con objeto de eliminar un estreñimiento agudo transitorio sin causa orgánica en el que no hayan servido ayudas más sencillas. Si después de este tiempo no se consigue ningún resultado, acuda a un médico o un naturópata.

Corteza de arraclán:

Extraer en frío en 1 taza de agua 1 cucharadita de corteza de arraclán, dejar reposar durante 12 horas dando vueltas de vez en cuando, colar y beber 1 taza caliente por la noche antes de irse a dormir. Utilice la corteza ya almacenada que es algo más suave que la reciente, que es muy irritativa y en ocasiones puede provocar vómitos.

➡ No debe emplearse en caso de inflamación u obstrucción intestinal, así como tampoco en el embarazo, durante la lactancia y con niños menores de 12 años, ni tampoco en caso de deficiencias de potasio.

Flores de ciruelo endrino:

Las flores del ciruelo endrino son un laxante suave con el que no son de temer efectos secundarios siempre que se sigan las dosis indicadas:

❏ Verter 1 taza de agua sobre 1 o 2 cucharaditas de las flores, calentar hasta la ebullición y colar después. Beber 1 taza por la mañana y otra por la noche.

Hojas y frutas de sen:

Las hojas y los frutos de sen son el laxante vegetal más habitual, siendo los frutos algo más suaves que las hojas.

❏ Se vierte 1 taza de agua fría sobre 1 cucharadita de las hojas y se deja reposar durante 24 horas, dando vueltas de vez en cuando. Con ello se depositan menos resinas en la solución, que podrían provocar dolor de vientre.

❏ Beber 1 taza por la mañana y por la noche. El efecto se produce al cabo de 6 a 8 horas.

> ➤ El sen no deberá emplearse en caso de oclusión intestinal, enfermedades intestinales agudas y de tipo crónico inflamatorio, en el dolor de vientre, durante el embarazo y la lactancia ni con niños menores de 12 años. En algunos casos raros puede provocar dolores gastrointestinales espasmódicos. Lo mismo que sucede con todas las plantas medicinales laxantes, tenga en cuenta que existe el riesgo de una gran pérdida de potasio.

Bayas de saúco:

Las bayas secas del saúco no solo tienen un efecto tranquilizante sino también suavemente laxante.

❏ Se vierte 1 taza de agua fría sobre 1 cucharadita de las bayas y se deja en reposo durante la noche. Después se lleva a ebullición, se deja enfriar y se cuela. Beber 1 taza por la mañana y otra por la noche.

Mezclas laxantes y carminativas

Ingredientes: 15 g de corteza de arraclán, 10 g de cominos, 10 g de flores de manzanilla, 5 g de centaura.

❏ Verter 1 taza de agua fría sobre 1 cucharadita de la mezcla y dejar reposar por espacio de 12 horas. Colar y calentar suave mente la tisana por la noche antes de irse a dormir. Tomar 1 taza en pequeños sorbos.

Ingredientes: 15 g de hojas de menta piperita, 15 g de hojas de sen, 10 g de cominos, 10 g de frutos de hinojo.

❏ De 1 a 2 cucharaditas de la mezcla para 1 taza de agua como infusión, dejar reposar durante 20 minutos, beber 1 taza por la noche y en caso de necesidad también por la mañana.

Ingredientes: 30 g de hojas de menta piperita, 30 g de corteza de arraclán, 20 g de cominos, 20 g de hojas de sen.

❏ 1 o 2 cucharaditas para 1 taza de agua como infusión, dejar reposar durante 15 minutos, beber 1 taza por la noche y en caso de necesidad también por la mañana. Lo mismo que con la anterior mezcla, las hojas de menta piperita se encargan de mejorar el sabor.

BIBLIOGRAFÍA

Bertrand, Annie-Jeanne, *El huerto medicinal ecológico a la carta*. Editorial La Fertilidad de la Tierra. Estella (Navarra), 2008.

Colonques Garrido, Josep, *Les principals plantes per a la salut d'Eivissa i Formentera*. Institut d'Estudis Eivissencs. Eivissa, 2013.

Franke, Wolfgang, *Nutzpflanzenkunde*. Thieme Verlag. Stuttgart, 1986.

Font Quer, Pío, *Plantas medicinales. El Dioscórides renovado*. Ediciones Península. Barcelona, 1999.

Gäbler, Hartwig, *Gesundheit durch Heilkräuter*. Deutsche Angestellten Krankenkasse. Hamburg, 1993.

Hiller, Karl und Matthias F. Melzig, *Lexikon der Arzneipflanzen und Drogen in zwei Bänden*. Spektrum Akademischer Verlag. Heidelberg und Berlin, 1999.

Janzing, Gereon, *Psychoaktive Drogen weltweit*. Edition Rauschkunde. Löhrbach, 2000.

Palau i Ferrer, Pere C., *Les plantes medicinals baleàriques*. Editorial Moll. Palma de Mallorca, 2005.

Pessei, Antonia, *Le piante officinali della Sardegna*. Edizioni Il Maestrale. Nuoro, 2000.

Précis de phytothérapie. La santé par les plantes. Edition alpen. Monaco, 2008.

Rätsch, Christian, *Indianische Heilkräuter*. Eugen Diederichs Verlag. Köln, 1987.

Recht, Christine und Max F, *Wetterwald: Ernte am Wegrand*. Stuttgart, 1997.

Schönfelder, Peter und Ingrid, *Der Kosmos-Heilpflanzenführer*. Kosmos. Stuttgart, 1988.

Schuldes, Bert Marco, *Psychoaktive Pflanzen*. Werner Pieper's MedienXperimente. Löhrbach, 1993.

Seymour, John, *The Complete Book of Self-Sufficiency*. Dorling Kindersley Limited. London, 1976.

Shankara und Parvatee, *Handbuch für Selbstversorger*. Grüner Zweig. Löhrbach, o. J.

Vander, Adrián, *Plantas Medicinales*. Ed. Sintes.

Volák, Jan y Jirí Stodola, *El Gran Libro de las Plantas Medicinales*. Ed. Susaeta.

Títulos de la colección Básicos de la salud

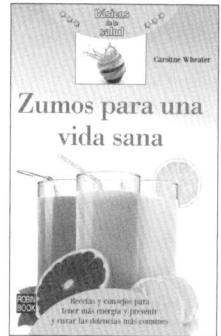
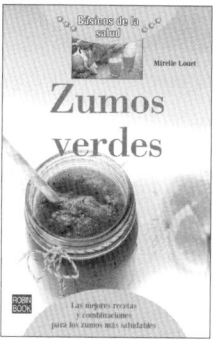
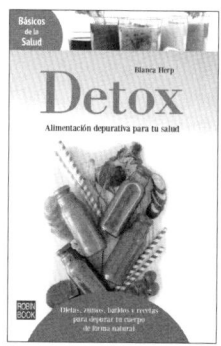
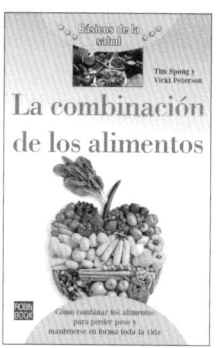
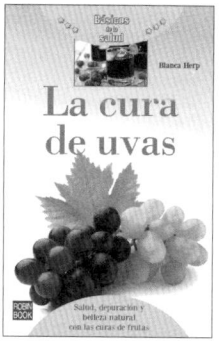
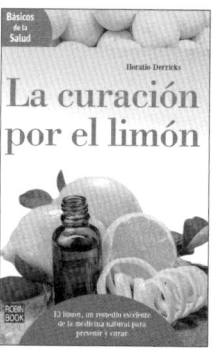
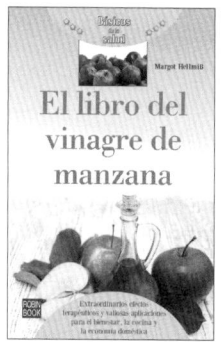
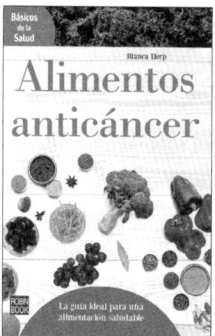
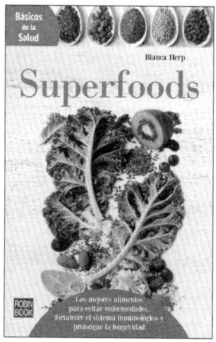

Títulos de la colección Esenciales:

Los puntos que curan - *Susan Wei*
Los chakras - *Helen Moore*
Grafología - *Helena Galiana*
El yoga curativo - *Iris White y Roger Colson*
Medicina china práctica - *Susan Wei*
Reiki - *Rose Neuman*
Mandalas - *Peter Redlock*
Kundalini yoga - *Ranjiv Nell*
Curación con la energía - *Nicole Looper*
Reflexología - *Kay Birdwhistle*
El poder curativo de los colores - *Alan Sloan*
Tantra - *Fei Wang*
Tai Chi - *Zhang Yutang*
PNL - *Clara Redford*
Ho' oponopono - *Inhoa Makani*
Feng Shui - *Angelina Shepard*
Flores de Bach - *Geraldine Morrison*
Pilates - *Sarah Woodward*
Masaje - *Corinne Regnault*
Aromaterapia - *Cloé Béringer*
Ayurveda - *Thérèse Bernard*
Plantas Medicinales - *Frédéric Clery*
Bioenergética - *Eva Dunn*
El poder curativo de los cristales - *Eric Fourneau*
Hidroterapia - *Sébastien Hinault*
Stretching - *Béatrice Lassarre*
Zen - *Hikari Kiyoshi*
Remedios naturales para la mujer - *Nina Thompson*
Aceites Esenciales - *Julianne Dufort*
Radiestesia - *Brian Stroud*
La Técnica Alexander - *Valérie Desjardins*
El lenguaje del cuerpo - *Edwin Neumann*